LE
CHOLÉRA - MORBUS,
LES MONATI DE MILAN,
ET LA MORT NOIRE,
POÈMES;

PRÉCÉDÉS D'UN PRÉCIS HISTORIQUE SUR LE CHOLÉRA
ET SUIVIS DE L'HISTOIRE DE LA PESTE DE MARSEILLE.

PAR

J.-L. BOUCHARLAT,

Membre de la société Philotechnique, de l'Athénée des Arts;
et des académies de Bordeaux, Lyon, Marseille, Rouen,
Toulouse, Nîmes, Strasbourg, Nancy, Dijon, Amiens,
Caen, Tours, Nantes, Cambrai, Mâcon, Vaucluse, etc.

PARIS.

BÉCHET AÎNÉ, QUAI DES AUGUSTINS, N. 21;
PAULIN, PLACE DE LA BOURSE, N. 31;
DELAUNAY, PALAIS-ROYAL, PÉRISTYLE VALOIS, N. 182 ET 183;
J.-B. BAILLIÈRE, RUE DE L'ÉCOLE DE MÉDECINE, N. 13 bis.

M DCCC XXXIV.

LE

CHOLÉRA - MORBUS,

LES MONATI, LA MORT NOIRE,

ET LA PESTE DE MARSEILLE.

Ouvrages du même auteur :

COURS DE LITTÉRATURE, faisant suite au Lycée de La Harpe ; 2 vol. in-8, papier fin des Vosges.

LA MORT D'ABEL, traduite en vers français, 1 vol. in-18, orné de six gravures.

PARIS. — IMPRIMERIE ET FONDERIE DE FAIN,
Rue Racine, 4, place de l'Odéon.

LE
CHOLÉRA - MORBUS,
LES MONATI DE MILAN,
ET LA MORT NOIRE,
POÈMES;

PRÉCÉDÉS D'UN PRÉCIS HISTORIQUE SUR LE CHOLÉRA,
ET SUIVIS DE L'HISTOIRE DE LA PESTE DE MARSEILLE.

PAR

J.-L. BOUCHARLAT,

Membre de la société Philotechnique, de l'Athénée des Arts;
et des académies de Bordeaux, Lyon, Marseille, Rouen,
Toulouse, Nîmes, Strasbourg, Nancy, Dijon, Amiens,
Caen, Tours, Nantes, Cambrai, Macon, Vaucluse, etc.

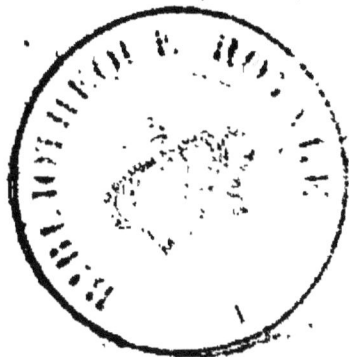

PARIS.

BÉCHET AÎNÉ, QUAI DES AUGUSTINS, N. 21;
PAULIN, PLACE DE LA BOURSE, N. 31;
DELAUNAY, PALAIS-ROYAL, PÉRISTYLE VALOIS, N. 182 ET 183.
J.-B. BAILLIÈRE, RUE DE L'ÉCOLE DE MÉDECINE, N. 18 bis

M DCCC XXXIV.

PRÉCIS HISTORIQUE

SUR

LE CHOLÉRA - MORBUS.

———

Le Choléra-Morbus asiatique, ce fléau épouvantable, règne de temps immémorial dans l'Orient, et n'est pas tout-à-fait étranger à nos climats ; du moins on y observe quelquefois, sur la fin de l'été, une affection gastrique qui lui ressemble dans plusieurs symptômes, mais qui ne nous présente ni le même caractère épidémique, ni autant de violence, ni des effets aussi meurtriers. cette affection, désignée par les anciens sous le nom de choléra- morbus sporadique, fit de grands ravages, en Europe, au commencement du 17ᵉ. siècle, sans cependant être comparable au terrible fléau qui nous est arrivé des Indes.

Ce fut en 1817 que le choléra, dont l'ancien continent

1*

a ressenti partout de si vives atteintes, éclata subitement dans le Delta du Gange, et se déclara à Jessore, ville située à 3o lieues de Calcutta. En moins de six semaines, il y frappa six mille victimes; se propageant ensuite au nord-ouest, il atteignit en octobre Calcutta, où il fit périr deux mille trois cents habitans, puis remontant le Gange il désola successivement Bénarès, Allahabab, Agra et Delhy; il s'étendit ensuite sur la côte de Malabar, et enleva deux mille quatre cents individus à Bombay, et, descendant vers le midi, il passa dans l'île de Ceylan, et se communiqua en 1819 à la Péninsule orientale de l'Inde; de là se répandit dans l'archipel de la Sonde, dans celui des Philippines, et avant la fin de l'année envahit la Cochinchine, puis ravagea la Chine, et se déclara à Pékin en 1821.

A la même époque, le torrent occidental du fleau infectait les bords du golfe Persique, et arrivait à Bassora. De là il s'étendit, d'un côté jusqu'à Chiras, dont il moissonna plus de la moitié de la population, évaluée à quarante mille habitans; d'une autre part, remontant le Tigre, il arriva à Bagdad, où l'hiver interrompit ses ravages ; mais, toute son activité s'étant ranimée au printemps de 1822, il enleva à cette ville le tiers de sa population ; côtoyant ensuite la rive gauche de la mer Caspienne, il frappa successivement Tauris, Bacou et Téflis ; parvint à Astracan et à Orembourg en 1823 ; de là pénétra dans la Russie, et, remontant le Volga, arriva à Moscou en 1830.

Descendant ensuite le *Don*, il atteignit Azof, sur la fin de l'automne, et Odessa dans l'hiver. Enfin il se déclara, en juin 1831, à Saint-Pétersbourg, où il enleva neuf mille deux cent cinquante-huit personnes. D'un autre côté, traversant l'Ukraine, à la suite des armées russes, il entra en Pologne et s'étendit jusqu'à Varsovie.

La même année, entrant à Berlin, il y atteignit 2263 individus, sur lesquels moururent 1421. A Londres, il fit périr 5275 personnes, jusqu'au 25 janvier 1833

Enfin, en moins de quinze ans, le choléra-morbus se propagea dans un espace de 2200 lieues du Nord au Sud, et de 3,500 lieues de l'Orient à l'Occident ; désola mille quatre cents villes, et moissonna dans sa course 40 millions d'individus, s'arrêtant environ 3 mois (terme moyen) dans chaque cité, et allant d'abord en croissant d'intensité, pour diminuer ensuite progressivement (1).

Depuis long-temps on s'accorde à croire que les rives des fleuves et le littoral des mers en favorisent la propagation. Le rapport fait à l'Académie de médecine sur le choléra s'exprime à ce sujet en ces termes : « Il paraît » certain que ni les rivières, ni les lacs, ni les fleuves, » ni les bras de mer, ne s'opposent à l'extension du » choléra. Il semble au contraire que la fraîcheur et » l'humidité atmosphérique qui règnent sur les rives » en favorisent la propagation. »

C'est en se fondant sur ce fait que le docteur *Janichen*, membre du conseil de Médecine de Moscou, pense que les miasmes du choléra, par leur affinité avec l'eau, peuvent infecter les nuages, qui, poussés par les vents, et transformés en pluies et en brouillards, servent à propager l'épidémie dans les pays qui ne sont point arrosés par des fleuves. On a remarqué aussi que le choléra n'atteignait pas les lieux élevés, et l'on cite surtout, à l'appui de cette observation, la disparition de la mortalité effrayante qui désolait l'armée du marquis d'Hastings, dès l'instant que cette armée, après 17 lieues de marche, eut établi son camp sur une montagne du Bengale. Mais, quoiqu'on puisse citer beaucoup d'autres faits semblables, le choléra, comme la peste, ne respecte pas toujours les localités(2).

Les médecins qui ont suivi le cours de cette horrible maladie, lui ont reconnu diverses périodes : la première, désignée sous le nom de choléra léger, ou de cholérine, précède la période d'invasion, où commencent les douleurs d'estomac et d'intestins, les déjections, les crampes, et la forte coloration des traits.

Vient ensuite la période algide qu'on nomme encore la période bleue, à cause de la couleur bleuâtre qui se manifeste sur tout le corps ; c'est alors que la figure prend tous les traits de la vieillesse, devient cadavéreuse, et communique aux assistans une horreur qui ne peut s'effacer de la mémoire : les yeux, entourés d'un cercle noir, s'enfoncent dans leur orbite, le froid s'empare de l'extrémité des membres, des crampes cruelles les contractent, d'horribles douleurs dorsales se font sentir, et tout le corps n'est plus qu'une masse

1*

inerte dont la vie est exilée. Aussi a-t-on dit que, dans cette période, le vivant ressemblait plus à la mort que le mort lui-même. La période bleue, souvent mortelle, est suivie de la période de réaction, et de la période typhoïde, qui est encore marquée par d'affreux ravages et qui entraîne souvent la perte momentanée des facultés intellectuelles.

Si la maladie dure plus d'une journée, il est rare que dans son cours ordinaire elle se prolonge au delà de 26 heures. « Quelquefois, suivant le rapport fait à l'A-

» cadémie de médecine, la mort marche avec une
» telle rapidité, qu'en quelques minutes un individu
» passe de l'état de santé le plus florissant à l'époque
» fatale où toutes les périodes se sont succédées
» dans un temps indivisible, et où la vie épuisée
» cesse toutes ses fonctions. » Le serf Ivan Andrianow, atteint du choléra, expira au bout de deux heures ; et ce qu'il y a d'affreux, c'est qu'après son trépas des contractions horribles de muscles, qui duraient dix minutes, effrayèrent tous les assistans, et se renouvelèrent à divers intervalles en s'affaiblissant.

Mais c'est surtout dans l'Orient que la mort arrive

avec une étonnante rapidité. A Mascate, ville d'Arabie, située au tropique du cancer, dans le golfe Persique, la violence de l'épidémie était si grande en 1821, que dix minutes suffisaient pour qu'on reçût la mort. A Bacou, ville de Perse, des personnes qui causaient dans les rues tombaient à la renverse subitement; et l'on ramassa 15 de ces malheureux dans une place publique. Mais ce qui paraîtra plus étonnant encore, c'est ce qu'on rapporte de ces 60 personnes qui, à Collapore, sur la côte du Malabar, traversant une rivière dans un bateau, furent atteintes subitement du choléra, et expirèrent toutes dans la traversée, à l'exception de trois, qui abordèrent au rivage.

Le choléra qu'on appelle foudroyant, et dont périrent ces individus, est moins fréquent en France. M. Bouillaud cite pourtant quelques cas où des personnes passèrent de l'état de santé à la mort en six heures. L'oncle de M. Emery, d'une forte constitution, mourut en trois heures. M. Récamier vit, dans la période bleue, expirer un malade en deux heures. Enfin on rapporte qu'un père, allant visiter son fils, sonne à sa porte, et à l'instant même se trouve mal et expire; cependant, il est douteux que cette mort si prompte ne soit pas due à une attaque d'apoplexie.

Dès le 15 mars 1832, le choléra s'était déjà déclaré à Calais ; mais ce fait restant ignoré de la capitale, elle était dans la sécurité, lorsque le 26 du même mois le terrible fléau y éclata comme une bombe, et pour première victime enleva, dans la rue Mazarine, un maître-d'hôtel du maréchal Lobau. Le lendemain, onze personnes, en grande partie de la Cité, furent conduites à l'Hôtel-Dieu ; trois succombèrent dans la nuit ; et l'on reconnut qu'elles étaient affectées de la même épidémie pestilentielle, qui avait ravagé la Pologne et la ville anglaise de Sunderland.

Cependant le peuple de Paris ne fut pas très-alarmé de la présence d'un fléau qui devait lui coûter tant de sang et de larmes. On ne vit cesser ni les bals, ni les spectacles, ni les saturnales de la mi-carême, ni les promenades de masques sur les boulevards. Mais les magistrats ne purent plus s'abuser sur l'imminence du danger qui menaçait la capitale. Aussitôt le conseil supérieur de santé, assisté des deux préfets et d'un grand nombre de médecins, et la commission de salu-

brité sont convoqués séparément ; et il est arrêté d'un
commun accord que quarante-huit bureaux de secours seront établis dans les quarante-huit quartiers de Paris ;
qu'ils seront pourvus de médicamens, et mis sous la sur-
veillance gratuite des médecins, chirurgiens et pharmaciens , qui résident dans les environs ; que nuit et
jour on y trouvera des infirmiers et des porte-faix des-
tinés à transporter les malades dans les hôpitaux ; que
les médecins et les propriétaires viendront y déclarer les
noms de ceux qu'ils connaissent pour être atteints du choléra ; que les rues, les maisons, les égoûts, etc., seront
purifiés avec du lait de chaux , et de l'eau chlo-
rurée ; que les bornes-fontaines arroseront les rues
durant plusieurs heures de la journée ; et que des ba-
layages extraordinaires enlèveront les immondices.

Le nouvel adjudicataire du nettoiement des rues
de Paris n'eut pas de peine à mettre cette dernière
mesure à exécution ; car il venait de remplacer l'ancien matériel de ce service par un autre entièrement
neuf ; et , dès les premiers jours d'avril , on vit dans
la capitale de légères voitures, conduites par un seul
cheval, remplacer ces lourds et ignobles tombereaux ,

qui souvent couvraient les passans d'une boue noire et infecte. Mais ces innovations alarmèrent le corps nombreux des chiffonniers, qui les regardèrent comme devant porter atteinte à l'exercice de leur état.

Aussi, dans les journées des 2 et 3 avril, de nombreux rassemblemens se formèrent-ils dans quelques rues de la Cité, et sur la place du Châtelet. De là, on vit la populace se répandre sur les quais et les boulevards, briser et incendier les nouvelles voitures qui se rencontraient sur sa route, et danser même au son du violon, à la barrière de Monceaux, autour des feux qui avaient été allumés sur la place. La force armée rétablit la tranquillité publique; mais le choléra, que provoque toujours une grande effervescence de sang, recueillit seul le fruit de ces émeutes.

D'un autre côté, l'exaspération des esprits favorisa la propagation des bruits d'empoisonnement dans la dernière classe du peuple. Ces bruits sinistres rappelaient au souvenir des gens éclairés les atrocités révoltantes qui tout récemment avaient ensanglanté Saint-Pétersbourg, Pest et Berlin; et qui n'étaient que le renouvellement de l'émeute horrible de Barcelone, où le

médecin Bally faillit être mis en pièces pour y avoir
reconnu la fièvre jaune, dont son confrère Péguilhen
contestait l'existence. Enfin on ne pouvait oublier les
scènes sanglantes de Glascow et de Sunderland, où
deux médecins furent sur le point d'être sacrifiés à la
fureur populaire, pour avoir annoncé l'invasion du
choléra. Mais l'émeute et la famine sont les compagnes
inséparables des maladies pestilentielles. Il est cependant étonnant qu'un peuple aussi civilisé que celui
de Paris se soit laissé prendre au piége que lui tendait
la malveillance. Un agent de l'autorité, par une affiche
imprudente, le prévint des menées de quelques misérables, qui, disait-il, même par des simulacres, cherchaient à propager des bruits d'empoisonnemens; mais
cet avertissement, et les sentinelles qu'on posa auprès des fontaines publiques, ne firent qu'exciter
la méfiance de la classe la moins éclairée du peuple,
et la confirmèrent dans l'idée fatale dont on avait
voulu la désabuser.

Quelques ouvriers, livrés à la boisson, ayant été
surpris par le choléra, on ne manqua pas d'attribuer
les effets de leur intempérance à l'empoisonnement.

D'un autre côté, la crédulité populaire ne propagea que trop des bruits inventés par la malveillance. Tantôt l'on disait qu'un individu ayant acheté du vin blanc chez un marchand de la rue Boucherat, le lui avait rendu empoisonné avec de l'arsenic ; tantôt on rapportait qu'un marchand de vin de la rue des Martyrs avait tué un homme, au moment où cet individu cherchait à jeter du poison dans un broc ; enfin on racontait que des hommes étant entrés chez un marchand de vin, l'un d'entre eux y avait été surpris par de violentes coliques en buvant un verre de vin empoisonné , et que ce marchand, épouvanté de cet événement, avait voulu goûter ce vin , et s'était lui-même empoisonné. Ce dernier fait pouvait être attribué au choléra, quant aux deux autres , vérification faite, il n'est pas besoin de dire qu'ils étaient entièrement controuvés.

Mais il est difficile de vaincre les préventions d'une populace irritée, et l'attentat de la rue Saint-Denis fut le premier excès qui signala son nouveau fanatisme. Un jeune homme , qui avait donné rendez-vous à un ami, se promenait sur un trottoir, près d'une taverne. Une

femme, qui depuis quelque temps observait cet individu, conçoit des soupçons, et l'abordant : « Es-tu, lui
dit-elle, un empoisonneur? » — « Passez votre chemin, » lui
répond le jeune homme. Ce colloque attire l'attention
de deux buveurs qui, sortant incontinent de table,
menacent de leurs bras nerveux le prétendu empoisonneur, et le veulent faire expliquer sur ses desseins. Le malheureux se trouble, balbutie, refuse de
porter à ses lèvres une coupe de vin qu'on lui présente.
Cependant la foule s'accroît, le jeune homme veut
se sauver, on le poursuit ; la force armée vole à son
secours, mais avant qu'elle ait pénétré jusqu'à lui,
il est percé de mille coups, et va tomber au coin
de la rue du Ponceau, où son cadavre défiguré
est livré aux insultes d'une populace atroce et dé-
lirante.

Cet événement n'était que le prélude des scènes déplorables qui eurent lieu dans les premiers jours d'a-
vril. Des femmes de la Halle rencontrent, sur le marché des Innocens, un homme qui tenait à la main un
flacon de camphre ; et aussitôt, s'attroupant autour de
lui, elles le traitent d'empoisonneur ; et ce n'est qu'a-

2.

vec beaucoup de peine qu'on parvient à l'arracher à leurs mains, tout couvert de blessures.

Un peu plus loin, à l'angle de la rue de la Tannerie, d'autres mégères s'entretenaient avec effroi sur les prétendus empoisonnemens, lorsqu'un homme effrayé s'élance au milieu de leur groupe. Dépouillé de presque tous ses vêtemens, il est poursuivi par une troupe en furie jusqu'au poste de la Grève ; là, le malheureux se jette avec précipitation dans un corps-de garde, occupé par dix grenadiers de la garde nationale, que commandaient un officier et un sergent. Les cris multipliés : « Tuez l'empoisonneur ! » n'effraient pas ces braves gens. L'officier harangue la multitude, et voyant arriver au galop quinze cavaliers, qui tiennent en main le sabre nu, il leur fait signe de s'arrêter, ils rengaînent sur son invitation, le sabre dans le fourreau, et la victime, aux cris de : vive la garde nationale ! est arrachée à la mort.

A peine cet événement venait-il d'avoir lieu, qu'un autre fugitif sort de l'arcade Saint-Jean, poursuivi par une troupe féroce, et tente vainement de pénétrer jusqu'au poste de l'Hôtel-de-Ville ; tombant sous les coups de ses assassins, il est traîné par eux jusques sur le pont d'Arcole, et précipité dans la rivière.

Dans ces terribles momens la présence d'esprit des gens éclairés sauva plus d'une fois la vie à des malheureux, qui allaient être égorgés comme empoisonneurs. C'est ce qui arriva dans le faubourg Saint-Antoine, où des furieux entouraient un homme qui avait, disait-on, distribué des tartelettes empoisonnées à des enfans : un officier de paix fend la foule, et. jugeant de l'absurdité de l'accusation, prend une de ces tartelettes et la porte à sa bouche; un garde municipal qui était présent l'imite ; et à cette action le peuple s'aperçut de sa méprise et se retira.

Un moyen à peu près semblable réussit à un voleur au prix d'une bien cruelle expérience. Ce misérable, arrêté au moment où il venait d'enlever des bas à un étalage, fut trouvé muni de deux bouteilles de chlorure de sodium; et, pour montrer qu'il n'était pas empoisonneur, n'eut d'autre ressource que de boire cette liqueur.

Quelquefois l'audace en imposa à cette multitude effrénée ; on raconte à ce sujet le trait suivant : Un

jeune médecin, venant de visiter un cholérique, court
à l'infirmerie pour chercher les remèdes que réclame
son indisposition. A son retour il trouve le peuple
ameuté devant la porte de la maison du malade.
Voilà le médecin! voilà l'empoisonneur! s'écrie-t-on,
c'est lui qui vient de le tuer. Un homme de haute sta-
ture et les bras nus se dispose à saisir le jeune praticien
en criant: à l'eau! à l'eau! L'accusé fait un saut en
arrière, et saisissant un bistouri : « Brigand, lui dit-il,
» si tu avances, tu es mort.» Le fier-à-bras recule, et le
médecin, trouvant des défenseurs dans les assistans,
est sauvé.

Un autre médecin, le docteur Koref qui, jouissant
d'une haute célébrité dans l'étranger, était venu résider en France, conduisait un cholérique à l'Hôtel-
Dieu. Une multitude d'hommes et de femmes qui en
assiégeait les portes lui interceptait le passage ; et
déjà sans être reconnu pour un médecin, il entend
prononcer ces mots: « Mes amis, on nous arrête ici,
» parce que nous voulons voir ces médecins qui empoi-
» sonnent nos frères, il est temps de se venger.» L'intrépide Koref, peu intimidé par ces menaces, monte

sur une borne, pour mieux dominer le peuple par
la parole, et d'une voix forte, il s'écrie : « Enfans de
» la grande nation, ne rougirez-vous point d'être plus
» esclaves des préjugés que des Russes et des Prussiens?
» Vous n'osez ajouter foi au choléra ; eh bien ! regardez
» ce que c'est qu'un cholérique. » A ces mots, il soulève le drap qui couvrait le moribond. Un cri d'effroi
s'élève à l'aspect des yeux caves et du front plombé de
ce corps bleuâtre et glacé, qu'agitaient des mouvemens convulsifs. La foule aussitôt se disperse, et le
docteur Koref entre à l'hospice avec l'horrible victime.

Cependant les progrès affreux de l'épidémie, autant
que les discours des gens sensés, commencent à dis-
siper ces bruits sinistres qui jettent une nouvelle calamité dans la capitale (3).

Mais le peuple, extrême en tout, passe d'une terreur à une autre ; les médecins et les chirurgiens s'ef-
forcent alors de le rassurer contre la crainte de la contagion, et les hommes habiles attachés à l'Hôtel-Dieu
se hâtent de publier une déclaration par laquelle ils
reconnaissent que dans l'hospice confié à leurs soins,

2*

et qui est celui où l'on a le plus amené de cholériques, ils n'ont jamais rien observé qui pût faire soupçonner que la maladie régnante fût contagieuse.

Un grand nombre de médecins appuyèrent cette déclaration publique de l'autorité de leurs noms.

Cependant l'opinion de ces médecins n'a pas laissé de rencontrer beaucoup d'opposans parmi ceux de S¹.-Pétersbourg, de Pest, de Berlin, et de Paris même.

Sans adopter l'un de ces systèmes, il serait peut-être plus vrai de dire que le choléra, qui, en général, n'est pas contagieux, le devient dans certaines circonstances.

C'est du moins ce que reconnut, en 1829, le bureau médical de Calcutta, qui, n'admettant point la contagion d'individu à individu, soutenait qu'une masse considérable d'hommes qui en étaient atteints, augmentant l'influence du fléau, pouvait le rendre contagieux.

Cette opinion s'accorde avec l'observation qu'on a faite depuis long-temps, que les vaisseaux, les armées, les caravanes, et les troupes de pèlerins propagent le choléra.

Voici, à ce sujet, un fait remarquable qui se passa dans la dernière guerre de Pologne.

Il existait deux bois dans les environs de Bolimow, et l'on remarqua avec surprise que les troupes polonaises, qui campaient dans l'un, n'envoyaient que des fiévreux dans les hôpitaux; tandis que celles qui campaient dans l'autre n'y envoyaient que des cholériques. On voulut remonter à la cause de ce fait singulier, et l'on apprit que l'armée des Russes, atteinte du choléra, laissant sur sa route le premier de ces bois, avait tout récemment établi ses bivouacs dans le second.

Cependant ce qui donnerait à croire qu'une grande masse d'hommes n'est pas toujours suffisante pour transmettre le choléra à un pays, ce sont les faits suivans que M. Moreau de Jonnès cite, d'après les rapports officiels des bureaux sanitaires de Calcutta, de Bombay et de Moscou. Le choléra, qui moissonna tant de victimes à Gorrouckpore, dans le camp du général Hastings, y fut apporté par un cypaye, qui le communiqua dans la nuit de son arrivée à cinq de ses compagnons d'armes; il s'introduisit à Bombay avec un voyageur qui arrivait de Panwell, où il exerçait d'affreux ravages; et il se déclara à Moscou à l'arrivée d'un étudiant qui venait de quitter la ville de Saratof, que le fléau désolait.

M. Delpech rapporte qu'un seul cholérique, introduit dans l'hôpital de Sunderland, communiqua l'épidémie à tous les malades, qu'on fut obligé de transporter aussitôt ailleurs.

Entraîné par plusieurs faits de ce genre (4), M. Delpech n'hésite pas à se déclarer en faveur du système de la contagion; il prétend que, depuis de nouvelles expériences, la plupart des médecins anglais qui n'y croyaient pas, ont entièrement changé d'avis. D'un autre côté, ceux qui nient la contagion disent que tout récemment on a vu à Paris des médecins vivre au milieu des cholériques, respirer leur haleine, se couvrir de leur sang et de leurs déjections, goûter même ces horribles matières pestilentielles, et ne point être attaqués par l'é pidémie; enfin résister à son venin tout aussi bien que ces infirmiers qui touchent continuellement les malades, respirent un air empesté, et ensevelissent les corps, sans éprouver la moindre indisposition. Ces faits ne nous donnent pas plus de raison de soutenir la non-

contagion du choléra, que si nous voulions nier celle
de la petite vérole, parce que nous avons mille exemples sous les yeux de personnes qui n'ont été ni vac-
cinées, ni inoculées, ni infectées de cette affreuse
maladie, et qui cependant, n'ayant pas le corps disposé
à en recevoir le venin, n'en ont jamais été atteintes.

Les cas d'exception que nous venons de rapporter
ne contredisent donc en aucune manière cette utile
observation consignée dans l'ouvrage de M. Broussais
sur le choléra : « Un fait important à noter, dit ce
» célèbre médecin, c'est que lorsque cette maladie
» se déclare dans une maison elle affecte presque tou-
» jours plusieurs personnes ; ceci ferait soupçonner
» qu'il y aurait infection, communication de la mala-
» die du cholérique aux personnes qui lui donnent
» des soins. » D'un autre côté, on pourrait considérer
les individus qui résident dans la même maison
comme vivant sous la même influence atmosphérique,
et contractant par conséquent la maladie indépendam-
ment de toute contagion. Avec un semblable raison-
nement, on voit que ceux qui nient la contagion ne
sont pas bien embarrassés des observations du docteur

Sophianopoulo, qui vit périr à Vienne la famille Franz,
celle du Grec OEconomos, et le prince Georges Canta-
cuzène avec toute sa maison.

Si la question de la contagion divise autant les gens
de l'art, ils s'accordent davantage sur les causes
qui hâtent la propagation du choléra, et parmi
lesquelles il faut ranger en première ligne l'in-
salubrité de l'air; la mauvaise qualité des alimens,
et surtout les affections morales; parmi ces affections il n'en est point qui agisse avec autant
d'activité que la peur, auxiliaire inséparable de toutes
les maladies pestilentielles; c'est ce qui a fait dire au
cardinal Gastaldi : *Meticulosi præ omnibus in pestem in-
currunt.*

Une des victimes dont la peur abrégea les jours dans
la funeste épidémie de Paris, nous est offerte dans ce
grand personnage qui, au rapport de M. Broussais, suivait
avec soin sur la carte depuis 18 mois la marche du choléra, évaluant le temps que cet horrible fléau séjournait
dans chaque ville, calculant le chemin qu'il devait encore parcourir jusqu'à Paris, et attendant avec anxiété
l'époque où il pénétrerait dans cette capitale. Enfin

il apprend qu'il s'y est déclaré : Voilà le choléra à Paris, dit-il, n'en doutons point, il m'atteindra ; et chaque soir, consultant les journaux et comptant le nombre des morts, il disait : Jusqu'à présent me voilà sauvé ; mais enfin la funeste diarrhée se déclara, rien ne put en dompter la violence ; et le choléra compta une nouvelle victime.

C'est d'une manière à peu près semblable que périt cette dame polonaise qui, au récit des ravages du choléra, paya d'abord le tribut à la peur par un délabrement d'estomac et par une violente diarrhée ; enfin, en frissonnant d'horreur, elle se vit atteinte du choléra : Je suis morte, s'écria-t-elle. Vainement ses enfans en larmes, la pressant dans leurs bras, cherchent à la rassurer ; elle les regarde d'un œil stupide, étendue sur un canapé. Déjà quatre heures se sont écoulées dans cette cruelle anxiété : M. Lemaire arrive, lui trouve les traits décomposés, la peau froide, le pouls sans mouvement, le corps bleuâtre, et tous les membres horriblement contractés ; deux heures après, elle rendit le dernier soupir.

L'intempérance, l'abus du vin, et l'usage des li-

queurs fortes, contribuèrent aussi beaucoup à la propagation du choléra dans sa funeste invasion à Paris ; mais
le nombre des victimes qui durent la mort à ces causes
n'est pas comparable à celui qu'y enlevèrent les miasmes pestilentiels des lieux malsains et peu aérés.

. Le rapport fait à l'Académie de médecine de Paris
constate que, dans l'invasion du choléra, « toutes les
» personnes assaillies par les pernicieux effets de la
» malpropreté, ou par le dénûment de la misère, y
» étaient bien plus souvent, bien plus cruellement
» atteintes du choléra, » aussi a-t-on remarqué que
cette cruelle maladie, dans son séjour à Paris, choisis-
sait de préférence ses victimes dans les quartiers les
plus populeux et les plus malsains des 9ᵉ 10ᵉ et 12ᵉ ar-
rondissemens, tels que le Gros-Caillou, la Cité, et les
rues de la Mortellerie, Saint-Jacques, Zacharie et de la
Huchette. Si le quartier du Luxembourg, réputé
pour être le plus sain de Paris, a aussi beaucoup
souffert des atteintes du choléra, cela provient,
comme le fait remarquer M. H. Boulay de la Meurthe,
de ce que ce quartier attire beaucoup de valétudi-
naires, classe qui fut peu ménagée par le fléau, et qui

renferme dans sa région inférieure (celle qui est comprise entre Saint-Sulpice et la Croix-Rouge) un grand nombre de rues étroites , peu aérées , mal-saines, et habitées par des indigens.

Un vent de nord-est (5) qui soufflait avec violence au moment de l'invasion du choléra , ayant amené de grandes variations dans la température , l'épidémie , au bout de quelques jours, perdit un peu de son intensité , sans toutefois que le nombre des malades diminuât. Mais ce fut surtout dans les neuf premiers jours d'avril , qu'on vit s'acroître rapidement la mortalité.

Dans ce funeste mois , selon M. Foy , les succès et les revers furent alternatifs , et la prépondérance appartint à ces derniers. A cette époque l'aspect de Paris était épouvantable : c'était une désolation générale. Les insoucians et les incrédules qui , à l'origine de l'invasion du choléra l'avaient regardé avec dédain , se repentaient alors de n'avoir point quitté la capitale ; mais la crainte qu'un changement d'air ne leur devînt funeste , les tenait dans le gouffre épouvantable où la mort les appelait.

3

Tout ce qui frappait leur vue semblait les avertir que l'heure fatale sonnait pour eux. On ne rencontrait partout que des morts que l'on conduisait à leur dernière demeure. Ici des cercueils posés indistinctement les uns sur les autres, de toutes les formes, de toutes les grandeurs, et dont les draps qui les recouvraient formaient un horrible mélange de noir et de blanc, remplissaient le vaste intérieur des voitures de déménagemens et de celles des tapissiers. Ici des charrettes, des caissons d'artillerie et des voitures traînées à bras servaient de chars funèbres; là, des fiacres voituraient des morts, et quelquefois des malheureux portaient eux-mêmes les cadavres de leurs parens. Enfin, ce qui n'inspirait pas moins d'horreur, c'étaient les cercueils qui, déposés aux portes des maisons, attendaient que les noirs valets du sépulcre les entassassent sur le fatal tombereau; et le passant, glacé d'effroi, comme s'il eût été déjà en présence de la mort, n'osait ni avancer, ni reculer.

Mais, au sein d'une si grande calamité, un rayon d'espérance commençait à luire. L'expérience avait appris que, dès qu'on avait atteint au jour le plus

désastreux, le nombre des victimes devait diminuer ; et, dans cette attente, on était moins at-
téré en portant les yeux sur l'horrible bulletin du
choléra. Enfin, on toucha au terme de la plus grande
mortalité de l'épidémie, au 9 avril où elle enleva
dans 24 heures 852 personnes.

Elle parut ensuite stationnaire dans sa marche, durant quelques jours, et donna à peine quelque signe
d'existence depuis le 13 mai jusqu'à la fin du mois ;
mais l'effervescence qui régnait dans les esprits au
commencement de juin, et surtout la journée sanglante du 6, réveillèrent toute son activité. Ces
causes amenèrent l'irruption du 20 au 28 juin, que les
gens de l'art désignent sous le nom de *récrudescence;* mais
ce fut surtout du 6 au 20 de juillet, que l'épidémie, sans
avoir cependant autant de violence qu'à son origine,
marqua son retour par un grand nombre de victimes,
prises particulièrement dans la haute classe de la société, que jusqu'alors il avait ménagée. On compte
que, dans ce mois, 2,573 individus périrent encore
du choléra ; mais ensuite la maladie diminua de nouveau, et finit par disparaître entièrement de Paris,

après y avoir enlevé, depuis le 26 avril 1832 jusqu'à la
fin de décembre 18,569 individus (6), nombre auquel
il faut ajouter celui de 2,484 pour les décès attribués
aux maladies ordinaires, mais qui appartenaient au
choléra (7).

Ce fléau, disparu de Paris, ne continua pas moins
ses ravages dans les autres parties de la France. On
compte que depuis son invasion, jusqu'au 1er. janvier 1833, il fit périr dans le seul département de la
Seine, 24,065 individus, sur 50,500 personnes qui en
ressentirent les atteintes, et que dans le même laps de
temps il enleva à la France environ 95,000 de ses habitans, et qu'il en infecta 230 mille (8).

Parmi les anciens qui se sont occupés d'une manière spéciale de la description du choléra-morbus,
on cite particulièrement *Cœlius Aurélianus*, et *Arétée*
de *Cappadoce*. Hippocrate et Gallien, ces princes de la
médecine, en ont aussi parlé très-pertinemment, et
avec d'autant plus de connaissance, que, comme témoins occulaires, ils étaient accoutumés à traiter des
maladies pestilentielles. Le premier manifesta un courage héroïque, et un dévouement sans borne aux in-

térêts publics, dans la fameuse peste d'Athènes , qui
eut lieu l'an 431 avant notre ère ; tandis que le second s'enfuit lâchement dans Aquilée , à l'époque de
l'horrible épidémie qui ravagea l'empire romain , sous
le règne de Marc-Aurèle. La peste d'Athènes, s'il faut
s'en rapporter aux historiens , ne fut que la 23e. des
grandes pestes qui désolèrent l'univers.

Cette maladie épouvantable précéda la comète de
l'an 431, avant notre ère ; et se communiquait, suivant
Thucydide, par le seul attouchement , paralysait la
mémoire, gangrénait les pieds, les mains, les oreilles
et les yeux ; et se manifestait dans son origine par
une soif dévorante , par des vomissemens , et de si
cruelles douleurs d'entrailles, que le peuple s'imagina
que l'on avait empoisonné les puits. Hippocrate,
voyant que la diversité des symptômes de cette horrible épidémie trompait toutes les prévisions de la
science, la qualifia du *mal divin*, comme pour annoncer que ce mal était l'effet des vengeances célestes.

L'horrible peste qui, sous le règne de Marc-Aurèle,
désola l'Italie, y fut apportée de Syrie par des soldats de
l'armée de Lucius Vérus. Elle couvrit de morts et de mou-

3·

rans les pavés de la capitale du monde, et se ralluma
avec une telle activité, sous le règne de Commode, que
2,000 individus périssaient par jour ; et ce qui est à remarquer, c'est que cet empereur romain, ayant ouï dire
que certains lauriers (9) étaient des préservatifs contre
la peste se réfugia à *Laurentum*, ville du Latium, envi-
ronnée de bosquets où des lauriers de cette espèce
croissaient en grand nombre ; mais, quelle que fût la
violence de ces différentes pestes, on ne les vit
pas amonceler autant de désastres que la fameuse
peste de Constantinople, au cinquième siècle. Ce
fléau apporté de l'Égypte, sous l'empire de Jus-
tinien, et parcourant successivement la Syrie, la
Palestine, la Perse, l'Italie, la France, etc., promena
sa marche réglée dans l'univers entier ; et souvent on
le vit retourner sur ses pas pour attaquer les pays qui
avaient échappé à ses horribles atteintes.

Cette maladie qu'Évagre regardait comme périodique, et qui, suivant lui, renaissait de quinze ans en
quinze ans, ressemblait sous beaucoup de rapports à la
peste d'Athènes. Comme dans celle-ci, le simple contact la communiquait, et sa présence se manifestait

par des tumeurs aux cuisses et aux aisselles, et par des
taches pourprées. Uu grand nombre de ceux qui en
étaient atteints croyaient voir errer autour d'eux des
esprits et des spectres effrayans, s'imaginaient entendre des voix menaçantes qui leur annonçaient que
l'enfer allait s'entrouvrir sous leurs pas ; et croyaient
être frappés par des coups invisibles à la rencontre de
tous les passans.

Ce qu'il y a de singulier c'est que cette cruelle maladie, suivant Evagre, n'attaquait pas indistinctement tout le monde, elle n'infectait que certaines
familles ; et lorsqu'elle s'étendait sur une ville elle
épargnait les individus nés dans un pays où elle
n'avait pas encore porté ses ravages.

Cette peste dura quatre mois et, suivant Procope,
s'accrut progressivement jusqu'à emporter dix mille
personnes par jour. La coutume d'enterrer les morts
dans les églises contribua beaucoup à la propager.
Enfin on se décida à creuser des fosses hors de la ville,
et même à remplir de cadavres les tours des murailles ;
mais, comme on ignorait alors l'usage de brûler
les corps avec de la chaux, on ne fit qu'augmenter

la contagion ; et ce qui en favorisa encore plus les progrès, ce fut de ne point prohiber les objets pestiférés.

La peste qui désola l'Europe en 1660, et qui, au rapport du médecin Quercetan, enleva à Paris quarante mille personnes dans le court intervalle de deux mois, était accompagnée des mêmes terreurs paniques. Les habitans de la campagne croyaient errer au milieu des précipices et être continuellement assaillis par des bêtes féroces ; les marchands ne voyaient que des voleurs ; les marins s'imaginaient lutter au milieu des flots écumeux; et les dévots, enveloppés de suaires, croyaient être livrés aux flammes éternelles.

Ils couraient dans les églises en poussant des cris lamentables, ou, entièrement sourds à la voix de leurs parens, ils se renfermaient dans leurs domiciles, s'imaginant voir des fantômes et des esprits malfaisans qui leur annonçaient le jugement de la colère céleste.

La peste de 1629, au rapport de Gassendi, évêque de Digne, produisit des effets semblables. L'un, croyant alléger un vaisseau battu par la tempête, jetait ses meubles par les fenêtres ; un autre dansait sur le toit de sa maison ; un troisième jetait les tuiles de la sienne sur les passans ; enfin on vit un père infortuné précipiter dans la rue, du haut de ses croisées, son enfant au berceau.

Gassendi nous apprend encore qu'une femme, ayant cru que son mari était mort de la peste, le traîna sur le bord d'une fosse où elle n'eut pas le courage de le jeter ; et que ce malheureux, au bout de quatre jours, étant sorti d'une longue léthargie, courut dans les champs, déclarant aux gens de la campagne qu'il était un prophète, leur annonçant le jugement dernier, les invitant à se convertir par la pénitence, et lançant l'anathème contre ceux qui ne fléchissaient pas le genou devant lui.

La peste qui affligea la Provence avait été apportée à Lyon en 1628 par des soldats qui revenaient d'Italie. Bien différente des autres maladies contagieuses, qui s'écartent des lieux aérés et montueux, celle-ci semblait ménager les endroits infects, les rues étroites et les logemens malsains et délabrés. Offrant de toutes parts les effets les plus contraires (10), souvent ce qui donnait la mort aux uns hâtait la guérison des autres. Celui-ci restait des semaines entières sans prendre de nourriture, celui-là était dévoré par une faim insatiable ; les uns étaient livrés à une cruelle insomnie ; les autres succombaient à un sommeil léthargique ; enfin on voyait des individus conserver la raison jusqu'au dernier moment, et d'autres tomber dans une frénésie épouvantable. Quelques-uns de ces derniers acquéraient dans leur délire la force d'un taureau, et ne pouvaient être domptés que lorsqu'on les chargeait de fers. D'autres personnes, vaincues subitement par le mal, expiraient en se dépouillant de leurs vêtemens pour se coucher, ou en mettant le pied dans la rue. La médecine était trompée dans tous ses calculs, ou plutôt le hasard opérait plus de cures que l'expérience la plus consommée. Un boulanger dut sa guérison à la chaleur ardente de son four, dans lequel il se renferma ; et ce qu'il y a de déplorable, c'est qu'au milieu de cette éminente calamité, on voyait un peuple stupide et curieux s'attrouper, suivre les charrettes fatales, compter les morts en vociférant, et même faire le recensement des maisons désignées pour appartenir aux pestiférés. Cette démence n'étouffait pas toutefois le sentiment de la crainte : on vit des individus se trouver mal et expirer de frayeur au son de la cloche fatale qui annonçait le passage des chars funèbres, ou de celle qui sonnait l'heure de la prière. La peur même d'objets étrangers à l'épidémie moissonnait des victimes : la générale ayant battu pour avertir les bourgeois que l'ennemi était aux portes de la ville, le bruit des fifres et des tambours, le mouvement des armes, le cri répété des sentinelles, répandirent une telle épouvante dans la ville, qu'un grand nombre de personnes payèrent à la maladie le tribut dont elles avaient été affranchies jusqu'alors, et que sur soixante bourgeois qui montaient la garde, quarante furent atteints de la peste en vingt-quatre heures.

Sur la fin de septembre et dans le courant des deux mois suivans, l'aspect de Lyon présentait un spectacle horrible : on n'y apercevait que des individus qui garantissaient leurs bouches avec des mouchoirs, et tenaient à la main des flacons remplis de liqueurs odorantes, dont ils respiraient les parfums. Les amis, les parens, n'osaient s'aborder dans la rue ; on ne se regardait que de loin par les minces ouvertures des

cloisons ; et, si l'on traitait d'affaires urgentes, ce
n'était que du haut des croisées. Enfin, pour surcroît
de calamité, le peuple, comme dans tous les pays où
règne la peste, se persuadait que la calamité publique
était due à des scélérats qui, désignés sous le nom
d'*engraisseurs*, composaient, avec des serpens et des
substances vénéneuses, des poisons qu'ils distribuaient
secrètement dans la ville.

Cette effroyable épidémie, se renfermant dans certaines localités, n'étendit point autant ses ravages
que la fameuse peste de 1600, qui, née dans nos
climats, prit néanmoins un caractère épidémique très-
prononcé, et dévasta l'Europe entière.

Mais, de toutes les pestes qui ont désolé l'Europe,
celle qu'on regarde comme la plus désastreuse après
celle de Constantinople, et dont les effets se rappro-
chent le plus de ceux du choléra, est, sans contredit,
la fameuse *peste noire* du 14e. siècle, qu'on désigne
encore sous le nom de *mort noire*.

Cette affreuse peste prit naissance en 1346, dans la
partie septentrionale de la Chine, et se propagea
d'abord dans un espace de 200 lieues, comme une

vapeur de feu qui répandait une odeur infecte et dévorait tout sur son passage. Après avoir ravagé les Indes, la Perse, la Turquie, la Syrie, l'Égypte et les régions septentrionales de l'Afrique, elle fut portée par un navire en Sicile, d'où elle s'étendit, en 1347, sur une grande partie de l'Italie; de là, passant les Alpes, et dévastant, en 1348, les provinces orientales et méridionales de la France, elle s'introduisit en Espagne par la Catalogne; ravagea, en 1349, l'Angleterre, l'Écosse et la Flandre; parcourut, en 1350, l'Allemagne, la Hongrie, la Prusse et le Danemarck; revint en France en 1361, en Italie, en 1363; et finit par s'éteindre en 1370, après avoir enlevé la huitième partie de la population de la France, le tiers et même en quelques provinces le quart de celle de l'Angleterre, et en totalité les quatre cinquièmes des habitans de l'Europe.

C'est cette peste qui, dans son incursion en Provence, sur trente-cinq religieux que renfermait la Chartreuse de Montrieuse, ne laissa la vie qu'au père Gérard, frère de Pétrarque. Mézeray rapporte que, durant cette effroyable calamité, les Parisiens ne suspendirent ni leurs bals, ni leurs tournois; et que, pour autoriser leur conduite, ils disaient que ces divertissemens étaient permis, attendu que le rite grégorien ne les défendait pas.

Dans la peste de Milan, en 1629, on ne put de même empêcher les bourgeois de danser, en quelque sorte, sur les cadavres de leurs parens. En vain le chancelier Ferreri voulut s'y opposer, alléguant que rien ne propageait plus la peste que ces bacchanales et ces mascarades du carnaval; le peuple irrité, et prêt à se soulever, lui répondit qu'il ne pouvait renoncer ni au rite *ambrosien*, ni aux réjouissances publiques.

Vinarius, Mathieu et Philippe Villani nous ont fait connaître les rapides désastres qui accompagnèrent la mort noire au quatorzième siècle; mais leurs écrits sont moins connus que la courte description qu'en donne Boccace, morceau original, qui ne perd rien à être comparé au récit si fortement esquissé par Thucydide de l'épouvantable maladie qui désola Athènes l'an 430 avant notre ère. Les poètes ont aussi dépeint les horreurs de la peste, et c'est même une chose remarquable que leur empressement à s'emparer de ce sujet. A leur tête figure Homère, qui, jetant sur tous les objets une teinte poétique, nous repré‑ sente les Grecs pestiférés comme tombant sous les flè‑ ches d'Apollon courroucé. Virgile, dans le sublime por‑ trait de Tysiphone, nous offre bien à la vérité une ma‑ chine poétique qui se rapproche de ce genre; mais cette figure allégorique n'est qu'un accessoire à son tableau, tandis qu'Homère a donné dans le sien la principale place à sa fiction. Virgile dans cet épisode de la peste, satisfait de copier avec fidélité la nature, a par ettre tous ses soins à faire briller son immense tale tpour la description et à exprimer d'une manière neureuse des choses difficiles à rendre.

On regrette seulement que ce grand poète se soit borné à peindre la peste sous un point de vue particulier, en ne la considérant que dans les ani‑ maux; ce silence qu'il garde sur l'homme laissait donc le sujet presqu'entièrement à traiter : c'est ce qu'a fait Lucrèce, avec un grand succès, dans son poème de la *Nature des choses*. Ainsi que Virgile, il peint avec un talent supérieur les symptômes de cette af‑ freuse maladie; abonde, comme lui, en vers expres‑

sifs, en traits touchans et en morceaux d'éclat ; et le surpasse quelquefois dans le soin de peindre les mœurs et dans l'exactitude des détails techniques.

Lucain et Stace, dont le goût était moins épuré, ont aussi parlé de la peste, l'un en la considérant dans les camps, l'autre en se traînant sur les pas d'Homère. Ovide, au 7e. livre de ses *Métamorphoses*, est plus circonstancié dans le récit que retrace le roi Éaque de l'épidémie d'Égine : ce récit est animé, intéressant et concis; mais on y reconnaît trop une copie de Virgile et de Lucrèce.

Parmi les poëtes français qui nous ont laissé des descriptions de la peste, on doit mettre au premier rang Delille qui, sur la fin du second chant de son poëme des Trois Règnes de la Nature, marche comme Ovide, sur les traces de Virgile et de Lucrèce. S'il n'a su, comme ces deux poëtes, animer de temps en temps son récit par une légère teinte de sentiment, du moins il nous offre, dans cet épisode de la Peste, des images poétiques d'une grande beauté.

Les regrets de l'amitié m'ayant fait entreprendre un poëme sur le choléra, j'ai évité d'y reproduire les ta-

bleaux si connus des grands poëtes que je viens de citer , me bornant à observer avec soin la couleur locale , qui , entr'autres avantages , peut avoir celui de
nous ouvrir des routes nouvelles.

J'ai cru devoir aussi, dès le début, m'écarter de
la marche historique , trop languissante pour une
épopée ; enfin j'ai cherché à relever mon sujet par des
fictions puisées dans les observations même faites par
les physiciens sur la nature du choléra.

Dans un second poëme, j'ai esquissé, d'après Man-
zoni, le tableau de la grande calamité qui pesa sur
Milan, lorsqu'en 1629 cette ville était en proie aux
brigandages des *monati ;* mais si cet auteur italien
m'a fourni les faits, je n'ai suivi que mes propres
idées dans ce qui concerne l'action et la contexture du
poëme. A la suite des *monati de Milan,* je publie une
traduction en vers de la description remarquable de
la Mort noire, que Boccace a placée au commencement
de son Décaméron , et dont j'ai retranché quelques
trivialités que notre langage poétique ne comporterait
pas.

Dans ces poëmes, comme dans les précis historiques

qui les accompagnent, un seul but a dirigé tous ures
efforts : c'est de rendre service à l'humanité en appelant les regards des peuples sur l'effet moral de ces
grandes catastrophes, dans lesquelles la nature enve-
loppe l'espèce humaine. Si ces graves circonstances
sollicitent toutes les recherches de la science, elles ne
doivent pas moins enflammer le zèle de la philosophie,
ne l'excitassent-elles qu'à combattre ces préjugés
dont on ne saurait trop retracer les terribles effets,
pour prévenir par la suite ce surcroît de malheurs
qu'une ignorante crédulité semble attacher toujours
à l'invasion des maladies pestilentielles.

NOTES.

———

(1) Les expériences de M. Chevreul, qui constatent l'existence du cuivre dans plusieurs substances végétales et animales, ont porté des savans à croire que le choléra pouvait provenir de quelque poudre métallique et corrosive répandue dans l'atmosphère. Orton place l'origine de ce fléau dans la lune ; Loder l'attribue à une modification de l'électricité de l'air; Schnurrer et d'autres médecins allemands en voient le principe dans des phénomènes météorologiques ; enfin le docteur Hahnemann regarde le choléra comme un immense amas d'animalcules microscopiques qui se communiqueraient au corps par la voie de la respiration. L'opinion de ce célèbre innovateur de la médecine homœopathique, n'est qu'une application au choléra d'une idée émise par les anciens sur la nature des maladies pestilentielles ; et cette idée mérite un examen sérieux, lorsqu'on voit qu'elle a été adoptée dans les temps modernes par Linné et Dessault. Ce dernier, dans sa Dissertation sur la rage soutient que toutes les maladies contagieuses, telles que l'hydrophobie, la galle, la petite vérole et la peste, sont dues à de petits

vers qui , passant d'un corps à l'autre , se fixent dans le tissu de la peau.

Toute la différence qui existe entre les insectes cholérifères et ceux qui engendrent des épidémies dans nos villes , dit M. Mojon, c'est que les premiers ont des ailes et que les seconds en sont privés ; ce célèbre anatomiste génois voit une grande analogie entre ces insectes cholérifères et ces immenses essaims *de cousins, de bostriques topographiques, et de hilésines destructeurs* qui, traversant les plaines de l'Amérique, du Sénégal et du nord de l'Europe , dévorent toute la végétation sur leur passage.

L'hypothèse de ces animalcules rend assez raison de la rapide propagation du choléra au pied des montagnes, aux bords des fleuves et dans les lieux humides et malsains ; elle expliquerait également la vertu anti-cholérique du mercure, du soufre, du camphre, de l'ail, et de la plupart des substances propres à détruire les insectes. Enfin il n'est pas jusqu'à ce fait observé, que le choléra délaisse certaines localités pour en infecter d'autres , qui ne trouve son explication dans le choix que les insectes cholérifères font de leurs alimens ; explication qui d'ailleurs nous ferait aussi connaître pourquoi des individus sont plus que d'autres disposés à recevoir les atteintes du choléra.

Enfin, j'ajouterai que la couleur bleue des cholériques , attribuée par M. Magendie à l'affaiblissement du mouvement artériel, qui fait refluer le sang dans les veines, est un phénomène qui s'expliquerait encore assez bien par l'action que ces insectes cholérifères qui ont tant de propension pour les fluides, exercent sur la partie aqueuse du corps humain. On ne peut voir ces animalcules, dira-t-on ; mais les découvertes du microscope ne nous apprennent-elles pas de jour en jour que rien ne limite la ténuité des êtres qui échappent à nos sens, même lorsque nous recourons à des instrumens dont la perfection est indéfinie ?

(2) M. Alibert, dans la *Revue médicale*, a constaté, par un grand nombre de faits, que la propagation des épidémies ne dépend pas toujours des localités et de l'état plus ou moins sanitaire du pays qu'elles attaquent.

(3) Dans ces momens critiques, M. Julia de Fontenelle, membre du conseil sanitaire du quartier de l'École-de-Médecine, rendit de grands services à la capitale, en analysant plus de cent cinquante espèces de vins, et un grand nombre de substances alimentaires, qui n'offrirent à ses observations rien de nuisible à la santé. Ses recherches sur l'état de l'atmosphère de Paris présentent des résultats tout aussi importans, ce physicien ayant reconnu dans plus de vingt localités que l'air y renfermait toujours les mêmes proportions d'oxigène et d'azote qu'il comporte dans sa plus grande pureté.

(4) M. Delpech affirme qu'un marchand de bestiaux de Kawich, qui s'était rendu à un marché distant de cinquante-cinq milles de cette ville, importa le choléra dans ses foyers et le communiqua à dix-sept personnes qui en moururent. Quant à ce que le même auteur rapporte de ces jeunes imprudens qui, par bravade, gagnèrent l'épidémie en se servant d'une chaise à porteurs destinée à conduire des cholériques dans un hospice, on peut attribuer leur accident à la peur. Mais voici deux faits qui viendraient plus à l'appui du sys-

tème de la contagion : le roi de Perse parvint à éloigner le choléra de sa capitale, en faisant diriger vers Jesda une troupe de huit mille pèlerins qui s'approchaient d'Hispahan ; et M. Lesseps , consul de France à Alep , mit sa légation à l'abri du fléau , en se renfermant avec deux cents Français dans un jardin entouré de murailles et de fossés.

(5) On a cru remarquer que les collines qui s'étendent depuis le cimetière du Père-Lachaise jusqu'à Belleville avaient beaucoup contribué à garantir du choléra les localités auxquelles elles interceptent le passage de ce vent, telles que les rues de la Roquette, des Amandiers et du faubourg du Temple, toutes situées sur la pente de la montagne ; tandis que le Gros-Caillou , le faubourg Saint-Germain, les quais, la cité, l'île St.-Louis, et autres lieux qui sont dans la plaine, auraient peut-être dû à l'action de ce vent un surcroît d'activité dans la violence de l'épidémie.

(6) En comparant le nombre des décès qui proviennent du choléra à la totalité des individus dont se compose la population de Paris , on a trouvé que dans le cours de l'épidémie le rapport des morts à celui des vivans était, pour les habitans de la capitale, de 1 à 50 , et pour les militaires de 1 à 25.

(7) Ces évaluations, m'ayant été communiquées par le président du conseil supérieur de santé , doivent être regardées comme officielles.

(8) M. H. Boulay de la Meurthe, président de la commission sanitaire du quartier du Luxembourg, a fait dans ce quartier des observations très-curieuses sur les différentes directions qu'y prit le choléra.
Ce fléau, attaquant particulièrement la classe indigente, en frappa
plus de la moitié ; tandis qu'il n'atteignit que la sixième partie des
gens au-dessus du besoin. Dans les premiers jours de son invasion,
il fit périr un homme sur cinquante-neuf, et une femme sur qua-
rante-cinq ; ce qui établit à peu près une mortalité plus forte d'un
quart parmi les femmes que parmi les hommes ; mais depuis le 9 avril
le choléra épargna davantage les femmes, et n'en fit périr que deux
sur trois hommes. M. H. Boulay de la Meurthe fait aussi remarquer que les professions qui comportent une vie sédentaire et qui
excluent le mouvement, ou qui exposent ceux qui les exercent aux in-
tempéries de l'air, sont des causes qui provoquent l'infection du
choléra. Ce fléau enleva dans le quartier du Luxembourg la sei-
zième partie des cordonniers, la douzième des cochers ou charre-
tiers, et la quatorzième des marchandes exposées au grand air, tandis que la perte de la plupart des autres professions ne fut que d'un
cinquante-deuxième. Les blanchisseuses, obligées par leur état de
tenir continuellement les mains dans l'eau, payèrent aussi un fort
tribut à l'épidémie, qui en fit périr deux sur trente-neuf.

Les portiers, dont il mourut un si grand nombre dans le
cours de l'invasion du choléra, ne sont néanmoins compris que pour
un quarante-cinquième dans le tableau de M. Boulay. Cela provient, comme il le fait observer, de ce que la plupart des individus,

qui appartiennent à cette classe, ont été portés dans celle des cor
donniers.

(9) Le Laurier, très-abondant en Italie, était regardé par les anciens commé un arbre sacré. Ils lui attribuaient la vertu de pré-
server des maladies pestilentielles, et même de la foudre. Aussi
Corneille, a-t-il fait dire au vieil Horace :

> Lauriers sacrés, rameaux qu'on veut réduire en poudre,
> Vous qui mettez sa tête à l'abri de la foudre.

Il ne faut donc pas s'étonner si, de nos jours, un docteur allemand
a indiqué à la princesse de S....., comme un rémède sûr contre
le choléra, l'écorce du Laurier culilaban. arbre *originaire des
Indes*, et qui, dans la classification de Linné, appartient à l'En-
néandrie Monogynie.

Il paraîtrait que cette peste de Lyon n'infecta pas la montagne
de la Croix-Rousse, si l'on s'en rapporte à cette inscription : *Ejus
præsidio non ultrà pestis*, 1628, qui fut trouvée au-dessous
d'une statue de Saint-Roch, dans une niche, sur la porte d'une
maison de la grande côte, près de la rue Neyret. (*Voy.* la notice
sur A. L. Duplessis de Richelieu, par M. Péricaud.)

LE

CHOLÉRA-MORBUS.

LE

CHOLÉRA-MORBUS.

Un astre envenimé, terrible météore,
D'un sillon lumineux épouvantait l'aurore (1) ;
Et semblait annoncer, à l'univers tremblant,
Le cours victorieux de son règne sanglant ;
Quand, implorant Vichnou sur ces rives fécondes
Où du Gange sacré se promènent les ondes,
On voit les Banians, les bras levés aux cieux (2),
Et le corps demi-nu, pousser des cris affreux.

Le fleuve tout à coup sur sa couche fangeuse
Se dresse tout entier ; et, la vague orageuse
De l'horrible macrée annonçant la fureur (3),
Roule jusques aux cieux son flux dévastateur.
Tout fuit, tout se dérobe à la mort dévorante,
Hors une frêle nef que bat l'onde écumante,
Et qui, sollicitant la rame aux bras actifs,
Penche ses flancs brisés sur l'écueil des récifs.
Alors, dans la nacelle, un malheureux Bramine(4),
Les livres du Schaster pressés sur la poitrine(5),
S'écrie : « Oh ! de Brahma, toi divin allié (6),
» D'un de tes serviteurs, grand Vichnou, prends pitié!
» Ne le rappelle pas aux sources de la vie
» Avant qu'il ait sauvé Benarès , sa patrie (7). »
Comme il disait ces mots, un torrent écumeux
Fait échouer l'esquif sur un banc sablonneux ;
Et, les bras étendus, le pieux personnage
Froid, pâle, inanimé, roule sur le rivage.
    Déjà des Banians la bruyante clameur
De ses sens engourdis réveille la stupeur :
Ouvrant les yeux, son cœur retrouve l'espérance.

« Peuple de Benarès, tu me rends l'existence ;
Je rends grâce à tes soins, dit-il, mais hâte-toi :
Auprès de ton Rajah sur l'heure conduis-moi (8).
Si Vichnou, sur ma nef dirigeant la tempête,
La foudre dans les mains, a ménagé ma tête,
C'était pour qu'au grand prince, appui de l'équité,
Le salut des humains par moi fût apporté. »
Il dit : les Banians, que la terreur domine,
Comme un divin prophète écoutent le Bramine ;
Et déjà le saint homme, à Benarès conduit,
Est auprès du monarque en silence introduit.
Peu surpris de l'éclat d'un trône magnifique
Qu'ornent le diamant et l'or de Mozambique,
Et que huit grands seigneurs avec splendeur vêtus
Soutiennent dans les airs de leurs bras demi-nus,
Sur l'albâtre éclatant le Bramine s'avance,
Et s'écrie : « O Rajah, le ciel, dans sa vengeance,
Etend sur l'Indostan un glaive meurtrier !
Tremble, ce jour peut-être est pour toi le dernier.
Un astre malfaisant, qui pour l'effroi du monde
Trace en sillons de feu sa marche vagabonde,

Mais qui nous apparaît comme un dieu courroucé,

Par le bras de Shiva sur nos bords fut poussé

Les Deftas l'ont prédit : c'est dans l'horrible fange(9)

Qu'amasse le Delta dans les roseaux du Gange(10),

Qu'un monstre colossal, qu'on nomme Choléra,

Par cet astre lancé, de l'Inde s'empara.

Plus vorace cent fois que nos grands crocodiles,

Cette hydre épouvantable étend sur trente villes

Son corps aérien invisible à nos yeux;

Gorge ses cent gosiers du sang des malheureux;

Et, marchant à pas lents de contrée en contrée,

Règle avec le trépas sa course mesurée.

Inaccessible aux coups des fougueux Aquilons;

Le monstre se complaît dans le sein des vallons;

Des rivières, des lacs, des mers, suit les rivages,

Et voyage parfois sur un char de nuages,

Déshéritant la foudre, et montrant au mortel

Un plus grand ennemi dans les plaines du ciel.

Lahor, Patna, Schapour, ont vu dans leurs murailles

Les bûchers convoités manquer aux funérailles;

Et Punderpour frémit au souvenir affreux

De ce jour solennel où des Indous nombreux,

atteints subitement de spasmes frénétiques,

Renversés, expiraient sur les places publiques ;

Comme si l'arquebuse au long tube d'airain

Par d'invisibles feux les eût frappés soudain.

Enfin, pour engloutir l'espèce humaine entière,

Le monstre, des tombeaux livre aux vents la poussière,

Et grave sur le front de l'homme décimé

Le travail de la mort, du sépulcre exhumé.

Pour échapper aux dards que ses têtes béantes,

Dressent horriblement sur nos cités tremblantes,

Il n'est plus qu'une voie, ô Rajah ! c'est de fuir :

L'attendre, c'est démence, et l'aborder, mourir.

Déjà deux légions de loutis, de cipayes (11),

Ont des bouches du Gange abandonné les baies ;

De Calcutta, dit-on, le conseil inquiet

Jusques dans tes états les dirige en secret.

Rajah, n'en doute point : roulant son orbe immense,

Au milieu de leurs rangs le choléra s'avance ;

De ce monstre perfide ose te méfier !

Que le pain du raggi, que le riz nourricier (12),

Transportés dans ces champs qu'Hallabad avoisine,
Par tes soins paternels préviennent la famine ;
Et qu'alors tes sujets, dans les plaines épars,
Sous la tente abrités, désertent ces remparts.
— « Bramine tes conseils décèlent ta prudence, »
Lui répond le Rajah ; mais de ma vigilance
Les soins laborieux ont tout exécuté ;
Et le désert sera ma nouvelle cité.
Je dirai plus : le monstre à Benarès réside ;
Mais je laisse ignorer sa présence homicide
Au peuple qu'effraierait le nom de Choléra :
La mort, l'affreuse mort la lui révélera. »
Prédiction terrible ! Hélas, trois fois à peine
Avait fini le cours de l'astre au char d'ébène,
Que l'on vit, dans les murs de Benarès en deuil,
Quinze mille Indiens couchés dans le cercueil.
Mais jamais aux humains n'accordant une trève
Le fléau dans des murs n'emprisonna son glaive.
De Benarès il vole aux champs de Bareilli ;
Puis il ravage Agra, Cachemire et Delhy ;
Et, comme un incendie, atteignant Jubbulpore,

Et vengeant le Maratte, en dix jours il dévore (13)

Neuf mille des guerriers qu'Hastings, ce fier Anglais,

Unit dans l'Indostan à ses sanglans succès.

De là, du Malabar infectant le rivage,

Par le détroit d'Ormus il se fraye un passage ;

Et, du golfe Persique empoisonnant les bords,

Il s'ouvre enfin l'Europe environné de morts.

Pour hâter le carnage, aux fleuves il confie

Les immenses anneaux de sa croupe amphibie ;

Et de son triple dard il poursuit, il atteint

Les peuples consternés dont la race s'éteint ;

Les entasse en monceaux comme l'herbe légère,

Et de leurs ossemens il sillonne la terre.

De son souffle empesté l'invincible fléau

Frappe tout à la fois le pâtre en son hameau,

Le guerrier dans son camp, et le roi sur son trône.

Ici Diébitsch, aux pieds d'une autre Babylone,

Tombe atteint du typhus, et, sous dix murs d'acier,

Ne peut être à l'abri du fléau meurtrier.

Là, je vois Constantin, confondu dans la foule,

Mourir en ce palais qui sous ses pieds s'écroule :

Partout, multipliant ses affreux attentats,
La mort, l'horrible mort gouverne les états,
Et, sous sa faulx, réduit en vastes mausolées
Varsovie et Berlin et Vienne désolées.
Le farouche habitant de la ville des Czars
Pousse des cris d'effroi du haut de ses remparts,
Et, dans une stupide et féroce ignorance,
Accuse l'art qui seul veillait à sa défense,
Et d'un bras sanguinaire est prêt à déchirer
Le mortel qui du monstre accourt le délivrer.
C'est ainsi qu'à Paris, ce séjour des lumières,
Renouvelant du Nord les scènes meurtrières,
Le peuple ne voyait dans ses libérateurs
Que d'obscurs scélérats, de vils empoisonneurs.

O jour sanglant qui luit sur ma triste patrie!
Hélas! il est donc vrai que ce monstre d'Asie,
Dont la faim, chaque jour, redemande à grands cris
A la triste Albion cinquante de ses fils,
Dans Paris tout à coup levant son front livide,
Annonça les horreurs de son règne homicide!

Hélas ! sur ces brancards , d'un voile recouverts,

Déjà les coups du monstre à mes yeux sont offerts:

Ici de cent convois les chars se précipitent.,

Et les dieux infernaux de leurs lenteurs s'irritent.

Là, toujours du trépas sanguinaire instrument ,

Le caisson d'artilleur chemine pesamment ;

Et son coffre poudreux , nouveau lit funéraire ,

Dispute le cadavre , étendu sans suaire ,

Au chariot grisâtre où des salons pompeux

Voyage dans Paris l'acajou somptueux;

Et parfois, tout à coup , ce cri se fait entendre :

« Est-il dans vos foyers quelque mort à descendre ? »

O Paris ! du trépas quand sonne le tocsin ,

Tu sembles repousser tout être de ton sein !

Dans tes murs désolés qui peut, sans épouvante ,

Envisager ce front où la mort est vivante?

Sur ce lit de douleur , en ses spasmes brûlans ,

Voyez le cholérique aux yeux étincelans ;

L'épigastre rongé par un venin rapide ,

Il rejette à longs flots un blanchâtre fluide :

Voyez la soif ardente assiéger son palais ,

Et l'ardente douleur empreinte sur ses traits.

Sous cette peau bleuâtre et ces veines stériles,

Voyez se dessiner tous ses muscles mobiles ;

Jusqu'en son estomac voyez ces feux courir ,

Et comme un plomb massif son corps s'appesantir ;

Et la crampe aux longs dards redoublant ses blessures

Sur ses membres glacés exercer ses tortures.

Entendez-vous les cris de cet infortuné,

Quand il soulève un front de rides sillonné,

Et que ses yeux hagards, où sa perte est écrite ,

Rentrent dans l'épaisseur d'un effroyable orbite ;

Anticipant ainsi les horreurs du tombeau ,

Appelé par la mort et marqué de son sceau ?

Non, d'un abbé Terray les vols, la tyrannie (14),

Le fer de la terreur immolant la patrie,

Le cosaque indompté, portant dans nos climats

Le ravage, l'effroi, la flamme et le trépas,

Rien n'est plus odieux que l'horrible présence

Du fléau menaçant qui dévore la France !

Oubliant et dom Pèdre, et Miguel, et Nassau,

Et le bill de réforme et le budget nouveau,

Un seul objet remplit nos âmes attérées :

« Le Choléra va-t-il déserter nos contrées ? »   (

Chaque matin on lit sur les feuilles du jour

Les noms des malheureux qu'il frappe tour à tour.

Ainsi des triumvirs les listes criminelles

Annonçaient aux Romains les victimes nouvelles ;

Et d'un subit effroi tout mortel frémissait

Quand il voyait inscrit un nom qu'il chérissait.

Ainsi, cher Maleville, en ma douleur suprême (15),

Les regards obscurcis, tremblant, hors de moi-même,

A peine j'en croyais l'écrit quotidien

Qui, du trépas l'organe, hélas, m'apprit le tien !

Est-ce toi qui devais, dans mon âme éperdue

Ouvrir d'un coup affreux la plaie inattendue !

Oh ! que n'ai-je plutôt tenté tous les efforts

Pour t'arracher aux lieux voués à tant de morts !

Mais, gardien des lois, et courageux émule

Du Romain qui mourait sur sa chaise curule,

Tu m'eusses dit : « Je dois jusqu'au dernier soupir

Au poste de l'honneur, Français, me maintenir ! »

Toi qui, reproduisant les mœurs israélites,

Peignis en traits de feu tes vaillans Benjamites,

Dans la belle épopée où, pour des chants divins,

Homère et Fénélon te prêtaient leurs burins,

O sage Maleville, un plus grand édifice

S'élevait par les soins de ta main créatrice;

Et tu devais bientôt, à notre œil curieux,

Aux trésors du savoir ouvrir de nouveaux cieux.

Mais le monstre cruel qui t'arracha la vie

Respecta-t-il jamais la vertu, le génie?

A-t-il craint de ravir à la postérité

Cet ouvrage immortel si long-temps médité?

Dix volumes à peine auraient pu de tes veilles

Reproduire à nos yeux les sublimes merveilles.

Et quand Montaigne, assis auprès de Montesquieu(16)

Dans l'Olympe attendant un nouveau demi-dieu,

Du rivage aquitain saluait l'espérance,

Il faut que le trépas t'enlève à cette France

Qui te voyait sans cesse, en son premier sénat,

Rehausser les vertus d'un digne magistrat,

Et sacrifier même à ton libre suffrage
Des hautes dignités le plus noble héritage.
Ah ! d'un grand citoyen la perte est un malheur
Que ne répare point la publique douleur !
Mais la postérité, qui, des temps la parole,
En convertit parfois la nuit en auréole,
Honorant ta famille, et pleurant ton trépas,
M'arrachera cette urne où s'enlacent mes bras,
Prête à la confier aux filles de mémoire,
Gardes du Panthéon, consacré par l'histoire.

Devançant du fléau le terrible venin,
La mort nous a ravi la savante Germain (18),
Fabre, Agoub et Fourier, ces esprits si sublimes (19)!
Ce n'était point assez de ces grandes victimes :
De la cruelle faux, auxiliaire affreux,
Le Choléra devait t'enlever à nos vœux ;
Et frapper avec toi de ses mains sépulcrales
Un ministre à jamais fameux dans nos annales,
Chaptal (20), Champollion (21) et l'illustre Cuvier (22)
Renfermant dans sa tête un monde tout entier,
Grand homme, qui, de Pline agrandissant les traces,

De la terre exhuma les primitives races !

Je vois des mêmes coups périr l'honnête Brès (23),

Dont la muse, égarée en des bocages frais,

Chantait d'un site heureux le riant paysage ;

Et qui, des troubadours déchiffrant le langage,

Pour peindre en traits frappans ces héros de l'honneur,

N'avait qu'à retracer les vertus de son cœur.

O bon Désoria, par tes mœurs exemplaires (24)

Tu réclamais aussi des destins moins sévères !

De l'horrible typhus, quoi ! devais-tu périr,

Lorsque ton horizon venait de s'éclaircir ?

Peintre judicieux, dans ton humble carrière,

Tu n'eus pas il est vrai le renom de Lethière (25);

Mais du moins, comme lui, tu vis par l'amitié

Embellir de tes jours la plus belle moitié.

Et toi, qu'on aurait cru né dans l'antique Grèce,

Naigeon, que dans ses vers semblait peindre Lucrèce

Quand de l'homme de bien il chantait le trépas,

Pourquoi l'affreux fléau ne t'épargna-t-il pas,

En ces jours désastreux où ton âme sublime,

Des devoirs sociaux volontaire victime,

Malgré ta tendre épouse et tes enfans chéris,

Pour soigner un mourant te retint dans Paris;

Et que de son convoi tu revins solitaire

Pour étendre ton corps sur le lit funéraire ?

Mais pourquoi réveiller nos poignantes douleurs ?

Le choléra perfide, enivré de nos pleurs,

S'arrête-t-il jamais à l'aspect du mérite,

Quand pour des coups nouveaux la mort le sollicite ?

Marron et Cassini, je vous vois descendus

Dans ce sépulcre immense où dorment confondus

Tant d'autres malheureux, dont la mort ennemie

Dévora l'avenir aussi bien que la vie ;

Où des siècles muets le torrent emporté

Sur le seuil du tombeau roule l'éternité.

Ah ! quand la foudre abat les plus illustres têtes,

Osons donc affronter les publiques tempêtes !

Accusons-nous le temps qui sape sous ses pas

Les trônes renversés des plus fiers potentats ?

Le Grand Être, en lançant le monde en son orbite

Nous a-t-il révélé les desseins qu'il médite;

Et s'il veut que ce monde, en un point limité,

Jouisse comme lui de l'immortalité?

Ah! si l'ordre actuel un jour doit cesser d'être,

Si l'homme doit périr aussi bien qu'il put naître,

Pourquoi la mort, dormant dans la nuit du chaos,

Ne romprait-elle pas son glacial repos?

Pourquoi le grand moteur, qui jamais ne repose,

Cesserait-il d'agir quand de tout il dispose?

Non, non, n'en doutons pas, à son accent divin

Les élémens encor s'agiteront soudain :

Alors se lèvera, pour repeupler la terre,

De la vie et du temps la race héréditaire;

Et des êtres nouveaux, doués par l'Éternel

Des sens supérieurs qui manquent au mortel,

Des arts reconstruiront l'édifice sublime,

Pour le voir avec eux retomber dans l'abîme;

Et pour servir de sol et de couche de mort

Aux générations qui passeront encor.

NOTES.

—■o■— ·/ ·

(1) Un astre envenimé , terrible météore

D'un sillon lumineux épouvantait l'aurore.

Cet astre est la comète qui parut en 1818, époque
où le choléra atteignit Benarès.

(2) On voit les Banians , les bras levés aux cieux ,

Et le corps demi-nu , pousser des cris affreux.

Les Indous se divisent en plusieurs sectes , dont
la principale est celle des Banians, qui prétendent s'ê-
tre préservés de tout mélange de races depuis 4000 ans.
Un des points ' fondamentaux de leurs dogmes leur
proscrit de se purifier tous les jours dans les eaux du

Gange, où ils se plongent jusqu'à la ceinture. Leur vénération pour ce fleuve est si grande, que les malades
se font transporter sur ses rives avant que d'expirer.

(3) La macrée, qu'il ne faut pas confondre avec la ma-
rée, est un flux impétueux qui fait remonter le Gange
vers sa source durant deux ou trois jours, aux époques
des nouvelles et des pleines lunes ; et qui rend la navi-
gation si périlleuse, qu'un bateau est perdu s'il n'atteint
la haute mer. La Gironde, la Loire, la Vilaine, et
la Seine à son embouchure, présentent à peu près le
même phénomène.

(4) Alors, dans la nacelle, un malheureux Bramine.....

Les Bramines sont des philosophes, ou plutôt des
prêtres indiens, qui se croient issus de la tête du dieu
Brahma, et qui prêchent le dogme de la métempsy-
cose; c'est-à-dire du passage de l'âme dans un nouveau corps après qu'on a perdu la vie.

(5) Les livres du Schaster pressés sur la poitrine....

Le Schaster ou plutôt le Manava-Shastra, qui remonte

à la plus haute antiquité, renferme les points principaux de la religion des Indous, et a beaucoup de rapport avec la Bible et surtout la Genèse ; on peut en
juger par le début de ce livre sacré des Brachmanes,
qui est écrit en vers comme tous leurs ouvrages scien-
tifiques :

> Rien n'existait encor que cette nuit profonde
> Où dormaient le néant et les germes du monde,
> Quand cet esprit divin, qui se voile à nos yeux,
> Et qui seul de lui-même émane dans les cieux,
> Chassant du vieux chaos les vapeurs ténébreuses,
> Apparut entouré de formes radieuses ;
> Et sur le vide immense étendant son désir,
> A des êtres vivans se complut à s'unir.
> D'abord créant les eaux, source de l'existence,
> Le mouvement partout propagea sa puissance ;
> Et dès lors resplendit, sur l'abîme des mers,
> Cet œuf d'or qui devait procréer l'univers ;
> Mais bientôt en deux parts, la sagesse éternelle,
> Se hâta d'en briser la conque maternelle ;
> Dans l'une elle affermit, sur huit supports d'airain
> Le terrestre séjour, berceau du genre humain ;
> Dans l'autre elle arrondit cette voûte éclatante,
> Des rayons des soleils toujours étincelante,
> Plaçant à leur milieu les régions de l'air
> Et les cinq élémens qui nagent dans l'éther.

Malgré ce que ce passage peut perdre par la traduction, on y reconnaît une métaphysique sublime, les traces de connaissances perdues, et l'idée-mère sur laquelle repose la philosophie de la secte *ionique*. Après le Manava-Shastra, les Indous ont un second livre en grande vénération : c'est le Baghavat, poème sacré, divisé en pouranas ou récits. Et, ce qui est à remarquer, c'est que l'histoire de *Satyavatra*, qui est renfermée dans le premier de ces pouranas, a une ressemblance parfaite avec celle de Noé.

(6) S'écrie : « Oh ! de Brahma, toi divin allié,
» D'un de tes serviteurs, grand Vichnou, prends pitié !

Dans la mythologie des Indous, Brahma, Vichnou et Shiva forment une espèce de trinité. Brahma est la suprême intelligence de laquelle émanent deux divinités : Vichnou, qui est le principe conservateur des êtres, et Shiva, qui est le génie du mal.

(7) « Ne le rappelle pas aux sources de la vie
» Avant qu'il ait sauvé Benarès, sa patrie.

Benarès est une très-belle ville, dans laquelle on remarque surtout la fameuse mosquée bâtie par l'empereur Aureng-Zeb sur les ruines d'une superbe pagode.

(8) Auprès de ton Rajah sur l'heure conduis-moi.

Le Rajha est un prince souverain, vassal du grand‑mogol.

(9) Les Deftas l'ont prédit : c'est dans l'horrible fange.. .

Les Indous croient que plusieurs espèces de créatures raisonnables ont précédé l'homme sur la terre, et que celle des Deftas était d'une nature si parfaite que leur mémoire embrassait les temps les plus reculés, et qu'il leur suffisait du seul acte de la volonté pour se transmettre les idées. Ce sont ces facultés, ajoutent les Indous, qui ont rendu les Deftas possesseurs du dépôt des sciences, communiqué par eux aux Mounis, et passé des mains de ces derniers dans celles des hommes.

(10) Qu'amasse le Delta dans les roseaux du Gangei...

Le Gange qui, comme le Nil, renferme beaucoup de crocodiles, a encore avec ce fleuve cette analogie, de former un *delta* près de son embouchure.

(11) Déjà deux légions de loutis , de cipayes...,.

On appelle *Loutis* des troupes légères indiennes, et

Cipayes, des troupes indiennes disciplinées à l'instar des européennes.

(12) Que le pain du raggi , que le riz nourricier....

Le raggi est un grain qui, comme le riz, est un des principaux alimens des Indous. On lit, dans les voyages de Bristow, que l'empereur Tippou-Saïb en avait fait de grands approvisionnemens dans les greniers d'abondance de Seringapatam.

(13) Et vengeant le Maratte , en dix jours il dévore...

La nation des Marattes, qui est une des plus belliqueuses de l'Asie, combattit long - temps contre les Anglais, et opposa les plus grands obstacles à leur établissement dans l'Inde.

(14) Non, d'un abbé Terray les vols , la tyrannie ..

L'abbé Terray est cet inique contrôleur des finances qui, après avoir jeté la désolation dans Paris, par la suspension du paiement des billets des fermes, et des rescriptions sur les recettes générales, sortes de papiers de banque auxquels les particuliers confiaient leurs capitaux oi-

sifs, répondit à quelqu'un qui lui demandait où, à l'a-
venir, il prendrait des fonds s'il sapait le crédit public?'
« Dans vos poches. » Souvent il ajoutait la dérision à
l'insensibilité et à la mauvaise foi. Quelqu'un lui re-
présentait qu'une mesure qu'il venait de prendre était
injuste. « Eh! qui vous dit que ce soit juste ? » On lui
parlait d'un rentier qui allait mourir de faim. « Qu'il
prenne le mousquet, » fut toute sa réponse. Une autre
fois, après avoir écouté froidement une personne qui,
cherchant à l'attendrir sur le sort d'un malheureux
père de famille, terminait son discours par ces mots :
Voulez-vous donc qu'il égorge ses enfans? « C'est peut-
être ce qu'il pourrait faire de mieux, » répondit cet
homme atroce et dénaturé. Sous sa triste administration les suicides se multiplièrent à tel point, qu'on
donna à la liste de ses victimes le nom de *Martyrologe
de l'abbé Terray*. On dira peut-être que les mesures dés-
astreuses auxquelles il eut recours étaient nécessitées
par l'état des finances; mais alors fallait-il que tant
d'iniques édits, qu'il appelait ses *mercuriales*, n'abou-
tissent qu'à favoriser les dilapidations d'une Dubarry
qui épuisait le trésor royal par ses bons au porteur, connus sous le nom d'*acquits au comptant*.

7

(15) Ainsi, cher Maleville, en ma douleur suprême...

Le marquis de Maleville, pair de France et conseiller à la cour de Cassation, se rendit aussi recommandable par ses vertus civiques, comme législateur et magistrat, que par ses talens littéraires. L'Académie française, en 1814, mentionna de la manière la plus honorable son discours sur la réformation de Luther; et la presse périodique, en 1816, fut unanime dans les éloges qu'elle prodigua aux *Benjamites dans Israël*, une des plus belles épopées en prose que nous ayons en France après celle de Fénelon, et qui se fait surtout remarquer par sa couleur locale. M. de Maleville possédait des connaissances profondes dans les antiquités, et depuis vingt ans avait rassemblé les matériaux d'un grand ouvrage qu'il était sur le point de publier sous le titre suivant : « Conférences des My- » thologies, ou les Mythes et les Mystères des diffé- » rentes nations païennes, anciennes et modernes, » ainsi que des Cabalistes juifs et des anciens Héré- » tiques, comparés entre eux et expliqués. » Cet ouvrage, suivant ce que m'a dit M. de Maleville,

devait former une dizaine de volumes; et il m'avait
même chargé de prendre quelques informations re-
latives à son impression, lorsque le funeste choléra
renversa tous ses projets. M. de Maleville, d'une
complexion délicate, et fatigué par les travaux dont son
dévouement aux intérêts publics le surchargeait à la
chambre des pairs, voyait depuis long-temps dépérir
sa santé : peu d'alimens convenaient à son estomac
dérangé , fatale disposition à la cruelle épidémie, qui
l'enleva à la France, le 12 avril 1832, dans sa cinquante-
quatrième année. Deux éloges funèbres ont été pronon-
cés en son honneur, l'un à la Société philotechnique, par
M. le baron de la Doucette, secrétaire perpétuel de
cette société , dont M. de Maleville était membre
(séance pub. de juin 1832); et l'autre à la chambre des
Pairs , par M. le comte Portalis (séance du 31 janvier 1833).

(16) Et quand Montaigne, assis auprès de Montesquieu...

Montaigne et Montesquieu , si remarquables par
la force de la pensée, sont nés comme M. de Maleville dans le département de la Gironde.

(18) La mort nous a ravi la savante Germain.

Mlle. Sophie Germain, grande mathématicienne, bien supérieure en mérite aux Hypathie, aux Duchâtelet et aux Agnési, est morte d'un cancer, dans le mois de mars 1832. Elle était fille d'un marchand de la rue Saint-Denis qui, ayant acquis une honorable fortune dans le commerce, lui laissa cette aisance que réclame la culture des sciences. Le célèbre Lalande lui inspira le goût de l'astronomie, ce qui la conduisit à l'étude des mathématiques, où elle fit de si rapides progrès, qu'elle remporta le prix de l'Institut dans l'une des questions les plus difficiles de la géométrie transcendante. Ses parens, comme ceux de Descartes, n'appréciaient pas l'honneur que leur procurait une personne d'un si haut génie.

(19) Fabre, Agoub et Fourier, ces esprits si sublimes.

Victorin Fabre, littérateur distingué, obtint à l'Académie française, dans la même séance publique, la double couronne de la poésie et de l'éloquence.

Joseph Agoub, jeune Égyptien, savant orientaliste, élégant écrivain et poète de mérite, mort à Marseille en 1832, s'est fait connaître avantageusement de la capitale par un Dithyrambe sur l'Égypte, et par son Introduction à l'Histoire de cette contrée, sous le gouvernement de Mohamet Ali-Pacha.

Le baron Fourier (Joseph), secrétaire perpétuel de l'Académie des Sciences, s'est illustré par son Mémoire sur la chaleur, où, malgré les immenses travaux des Euler, des Lagrange et des Dalembert, il ouvrit une nouvelle voie à la haute analyse. Doué d'une belle âme, il réunissait à la philosophie et aux lettres l'expérience d'un sage administrateur.

Chaptal (20), Champollion (21) et l'illustre Cuvier (22).

(20) Le comte Chaptal, habile chimiste, pair de France.

21) Champollion, jeune (Jean - François), s'est acquis une grande réputation par le grand pas qu'il fit dans l'art d'expliquer les hyérogliphes.

(22) Le baron Cuvier (Georges) s'est particulièrement rendu célèbre sous deux rapports : 1°. par l'anatomie comparée, qu'il possédait à un si haut point, qu'il lui

7*

suffisait de voir l'os d'un animal pour indiquer la forme que son corps devait avoir ; 2°. par son beau Traité des ossemens fossiles des quadrupèdes.Ce grand homme , qui a tant avancé la science de la géologie, savait être original et intéressant jusques dans ses notices nécrologiques.

(23) Je vois des mêmes coups périr l'honnête Brès.

M. Brès est connu par quelques jolies pièces de vers insérées dans l'Almanach des Muses, et par un poëme sur les Paysages, écrit avec élégance. Cet estimable littérateur avait du goût et de l'érudition. Il s'était beaucoup occupé des fabliaux du moyen-âge.

(24) O bon Désoria! par ta vie exemplaire.....

M. Désoria, après avoir lutté long-temps contre l'adversité, venait d'être nommé directeur de l'école de peinture de Cambray, lorsque des infirmités, jointes au choléra, l'enlevèrent aux arts, dans le courant de 1832.

(25) Tu n'eus pas, il est vrai, le destin de Lethière.

M. Lethière, auteur du tableau des fils de Brutus.

LES

MONATI DE MILAN.

LES

MONATI DE MILAN,

POÈME.

———◆———

L'ombre de Boromée (1), assise sur Milan,
Rappelait des vertus le plus sublime élan,
Et l'horrible fléau dont la trace sanglante
Sur tout un demi-siècle imprima l'épouvante,
Lorsqu'en un point du ciel, l'un par l'autre attirés,
Saturne et Jupiter (2), deux astres conjurés,
Lancèrent de nouveau sur la triste Italie
De la peste aux longs dards l'affreuse épidémie :

Et, sous un noir amas de nuages errans,
Cachèrent de la mort les poisons dévorans.
Précipitant son vol, l'hirondelle craintive
Rassemblait à grands cris sa troupe fugitive,
Comme en ces jours d'automne où ses longs bataillons,
Prêts à franchir les mers, désertent nos sillons ;
Et la fauvette à peine, en un vallon stérile,
Osait fier son pied à la branche immobile ;
Mais le mortel, lui seul, d'un œil audacieux
Affrontait la tempête et le courroux des cieux.
L'un, d'un art imposteur parcourant les systèmes,
Pour nier le fléau s'épuisait en dilemmes ;
Et, dans ses faux calculs, par le trépas surpris,
Des rêves du savoir cueillait le juste prix ;
L'autre, écoutant la voix de la sotte ignorance,
De mille bruits trompeurs propageait la démence ;
Et lorsque désertant ces champs pestiférés,
Par la nature encor de tant d'éclats parés,
Tout un peuple à l'œil cave, à face supulcrale,
Assiégeait de Milan la porte orientale,
L'incrédule bourgeois riait de la terreur

Qu'exploitait, disait-il, sur le public malheur,
Le pervers magistrat qui, du prince l'idole,
Servait du Lazaret (3) l'horrible monopole.
Envain l'art d'Esculape épuisant ses secrets
Du mal contagieux combattait les effets,
L'aveugle préjugé d'un stupide vulgaire
Paralysait soudain tout projet sanitaire.
« Peuple insensé, s'écrie alors un vieux docteur,
Veux-tu que je t'arrache à ta funeste erreur?
Viens, entre au Lazaret et vois les léthargies,
Les spasmes convulsifs, les longues agonies,
Les ulcères brûlans, les délires cruels,
Sous mille aspects affreux tourmenter les mortels;
Et du fléau vainqueur ta sotte insouciance
M'osera-t-elle encor contester l'existence? »
A peine il a parlé que mille furieux
Renversent sa litière, en brisent les essieux,
Arrachent sa tunique, et d'une main sanglante
Sont prêts à déchirer la victime innocente,
Quand un de ces brigands l'enlève de leurs bras:
« Il n'en impose point, dit-il, et le trépas

De la triste Milan ne fait que trop sa proie ;

Mais savez-vous, amis, quelle main nous l'envoie?

Eh bien ! connaissez-la pour être nos vengeurs :

C'est celle des cruels et vils empoisonneurs.

Oui, leur crime est certain : cette troupe assassine

Est l'unique fléau, Milan, qui t'extermine.

Souffriras-tu long-temps que ces hommes pervers

Au secours de leur art appellent les enfers,

Et d'aspics, de serpens et d'immondes reptiles (4)

Composent le venin qu'on répand dans nos villes ?

Ah ! prévenons plutôt de pareils attentats !

Qu'ils tremblent! un abîme est ouvert sous leurs pas. »

 Comme il disait ces mots de riches cavalcades,

De San Grégorio (5) couvrant les promenades,

Sur de beaux palefrois étalent à ses yeux

De vingt jeunes seigneurs le luxe ambitieux.

Tout auprès, déployant leurs parures brillantes,

De jeunes citadins, des beautés ravissantes,

Semblent les défier en richesse, en splendeur ;

Et dans ces lieux charmans concentrer le bonheur.

Tout à coup à travers un torrent de poussière,

Et traînant au sépulcre une famille entière ,

Apparaît de la mort le chariot fatal.

Un cri d'horreur s'élève , et du gouffre infernal ,

On eût dit que sortait un de ces chars funèbres

Où Michel-Ange(6)a peint les esprits des ténèbres.

Le peuple croit alors à l'horrible fléau ;

Mais des bruits mensongers circulent de nouveau.

« Gonsalve et Richelieu(7), s'écrie un faux prophète,

D'une ville aux abois méditant la conquête ,

Veulent de ces remparts, amis , vous écarter ,

Pour que rien à leurs coups ne puisse résister;

Et l'enfer, qui du crime est le suppôt docile,

Aux empoisonnemens sert de premier mobile.

En pourriez-vous douter ? écoutez ce récit (8) :

C'était l'heure où du jour la clarté s'obscurcit ,

L'heure des noirs pensers ; où de la cathédrale

On entendait gémir la cloche sépulcrale.

Tout à coup un seigneur aux nombreux écuyers

De son riche équipage arrête les coursiers ;

Son port est noble et fier ; mais , dans ses yeux de flamme,

On lit les passions qui tourmentent son âme.

8

Les cheveux hérissés et le front menaçant,
Du geste il me fait signe, et d'effroi pâlissant
J'accours, et sur un siége à m'asseoir il m'invite :
Je m'assieds. Les coursiers que le mors sollicite,
Après un long détour, font halte, l'on descend ;
Moi, je descends aussi. La foule me pressant
M'entraîne par ses flots en un palais magique
Où des salons dorés, le bronze magnifique,
La pourpre et le cristal éblouissent mes yeux.
Mais, ô scène d'horreur ! on dirait qu'en ces lieux,
Pour tenir un conseil, d'épouvantables gnômes
Ont du gouffre infernal rassemblé les fantômes.
Un diable en grimaçant roule alors sous mes pas
Un vaste amas d'écus, de piastres, de ducats :
Remplis tes mains, dit-il, gorge-toi de richesses,
L'enfer ne met qu'un prix à toutes ses largesses !..
Je recule d'horreur, et mes bras méprisans
Repoussent loin de moi ces perfides présens.
O nouvelle surprise : à mes yeux tout s'efface ;
Et du lieu de départ je reconnais la place. »
« Peuple enfin tu le vois, s'écrie un gondolier,

Des ruses de l'enfer il faut se méfier.

Dès ce matin encore une poudre jaunâtre
Colorait, je l'ai vu, les colonnes d'albâtre,
Les marteaux des portails, les cordes des sonneurs;
Et puis, tu n'oseras croire aux empoisonneurs?
Que dis-je? à l'instant même, en cette basilique(9),
N'apercevez-vous pas ce monstre diabolique,
Ce spectre décharné, qui d'un poison mortel
Répand le noir mélange au pied de cet autel? »
En effet un vieillard, qui d'un dieu de vengeance
Venait, pour sa patrie, implorer la clémence,
Essuyait la poussière où sa tremblante main
Allait poser sa cape et son missel romain ;
Quand un rustre, entraîné par la foule croissante,
S'écrie en renforçant sa voix rauque et tonnante:
« En voilà donc encor un de ces scélérats
Qui, dans l'ombre semant le poison sous nos pas,
Voudraient du pauvre peuple exterminer la race! »
Il dit, mille clameurs profèrent la menace ;
Mille bras sont levés, et, frappant au hasard,
D'une grêle de coups accablent le vieillard.

De leurs profanes mains ces furieux saisissent
Ses cheveux que déjà seize lustres blanchissent;
Et cet infortuné crie à ses assassins :
« O Milanais, tranchez le fil de mes destins,
Si pour votre salut je dois quitter la terre;
Mais du moins écoutez un avis salutaire :
Eh quoi ! vous espérez en abrégeant mes jours
De vos calamités faire cesser le cours !
Et vous ne voyez pas qu'un dieu qui vous châtie,
Sur vous, sur vos enfans poursuit un siècle impie !
Ah ! si vous me croyez, implorant le Seigneur,
A San-Grégorio désarmons sa fureur ;
Et, marchant à pas lents sous sa sainte bannière,
De nos chants solennels offrons-lui la prière. »
Il dit, et tout à coup le tumulte et les cris
Annoncent que ses vœux du peuple sont compris.
« Amis, à ce vieillard qui sauve la patrie,
Dit un Centurion (10) laissez, laissez la vie,
Et demain du ciel même hâtons-nous d'obtenir
Ces jours que son courroux est prêt à nous ravir.»
Déjà l'aurore ouvrait la porte orientale,

Quand des femmes en chœur, quittant la cathédrale,

Sous des masques de soie et marchant les pieds nus,

Couvertes du cilice entonnent l'orémus.

Ensuite sur trois rangs, des bannières suivies,

En habits chamarrés viennent les confréries ;

Puis d'insignes couverts et le cierge à la main,

Le clergé séculier lève son front hautain ;

Après lui revêtus de chasubles dorées,

De longs surplis de lin et d'étoffes pourprées,

Les prêtres du chapitre, avec recueillement,

Les yeux sur le psautier, cheminent gravement ;

Le chanoine en camail, derrière eux, hors d'haleine

Et le front en sueur, soutenait avec peine,

Sur ses quatre supports, un magnifique dais ;

Enfin dans un cercueil, parfumé d'aloès,

De Charles Boromée on traînait les reliques (11).

A la suite marchaient, en superbes tuniques,

Les princes du clergé, les nonces, les prélats,

Que suivaient les seigneurs, les grands, les magistrats,

Le corps des pénitens, la milice guerrière,

Et d'un peuple aux abois la masse toute entière.

Mais hélas ! vainement le cortége pieux,
Bravant l'activité d'un air contagieux,
Suit à pas lents les murs parsemés de devises,
Et couverts de brocarts enlevés aux églises,
De guirlandes de fleurs, de verdoyans rameaux,
Des miasmes partout les germes sont éclos;
Partout, quel que soit l'âge ou le rang des victimes,
On les voit par milliers descendre aux noirs abîmes.
Aveugle préjugé, quoi! par des cris nouveaux,
Seul tu faisais frémir la pierre des tombeaux,
Quand ta voix accusait de tant d'horreurs publiques
De traîtres talismans, et des poudres magiques,
Et l'attrait infernal, l'horrible volupté,
Qui des empoisonneurs armait la cruauté (12) !
  Craignant la trahison de quelques mains profanes,
Les riches sans manteaux, les prêtres sans soutanes
Et les moines sans frocs, tremblans, invoquant Dieu,
De la publique voie occupaient le milieu (13).
Les uns se parfumaient de liqueurs odorantes,
Les autres respiraient l'exhalaison des plantes,
Le vinaigre, le camphre, ou s'attachaient au sein

Des sachets de mercure et des boules d'airain,
Préservatifs trompeurs; mais qui, domptant la crainte,
Du fléau quelquefois détournèrent l'atteinte.
Enfin avaient cessé, dans ces lieux de douleur,
Le chant de l'artisan, et le cri du vendeur;
Les chars ne roulaient plus dans la cité déserte,
Et pour tout engloutir la terre était ouverte.
Que dis-je? A tant de morts, affamés de repos,
La bêche se lassait de creuser des tombeaux.
Serviteur du sépulcre, ô Monati (14) propice,
Un pauvre mort réclame encor ton bon office :
« Viens, accours, s'écriait une mourante voix,
Viens, il est oublié sous ces horribles toits. »
Et l'affreux Monato, déclouant une porte,
Aperçoit cinq enfans aux genoux d'une morte,
Et qui, pâles de faim, et n'osant respirer,
Sur le sein maternel allaient tous expirer.
    La douleur transformait en ange secourable
Ce fossoyeur hideux au bras infatigable,
Ce Monato, qui seul inspirait plus d'horreur
Qu'un brigand, qu'un démon, ou qu'un empoisonneur.

Ainsi que ce serpent, l'effroi de la Guyane (15),
Qui, caché dans les joncs d'une souple liane,
Par de bruyans anneaux que l'on entend crier,
Du reptile a trahi le désir meurtrier;
Ainsi le Monato jette au loin l'épouvante,
Quand résonne à ses pieds la sonnette mouvante.
Vêtu d'un court manteau, qui, par sa vétusté,
De la pourpre a terni l'éclat ensanglanté;
Et le front ombragé d'un immense panache
Où le blanc jaunissant de l'azur se détache,
Ce soldat de la mort souvent à pas égaux
Chemine à pied le long de quelques vieux arceaux,
Où flottent, suspendus à d'humides cordages,
De vêtemens infects d'horribles étalages,
Et des vitraux brisés de ces lieux plein d'effroi
S'échappent ces accens : « Monato, viens à moi. »
« J'y suis, j'y suis! » répond l'homme des sépultures.
La mort l'entend, tressaille et fait d'amples pâtures.

Quelquefois sur un char, cent corps amoncelés,
Siége des Monati, sous leurs pieds sont foulés ;
Et tel qu'un long amas de couleuvres livides

Qui lèvent au soleil leurs têtes homicides,
Ces cadavres hideux, sous l'effort des cahots,
Agitent dans les airs leurs immondes lambeaux:
Tantôt des fronts heurtés à chaque bond se dressent ;
Tantôt, en vacillant, tout à coup apparaissent
Des mains d'enfans, des bras de femmes, de vieillards,
Et des cheveux flottans roulent du haut des chars.

Dans les épanchemens de son immonde joie,
On voit le Monato, se courbant sur sa proie,
Tour à tour d'un long broc humer le vin grossier,
Quand d'affreux juremens déchirent son gosier.
Mais ces êtres hideux, ces valets de la tombe,
Toujours soufflant le feu d'un horrible hétacombe
Seraient-ils des forçats échappés de leurs fers,
Ou des démons surgis du gouffre des enfers?
Non ; ces hommes affreux, milice de la peste,
Les premiers renversés par son souffle funeste,
N'ont suscité contre eux l'horreur du genre humain
Qu'en n'écoutant qu'un dieu, l'infâme amour du gain.
Mais lorsque le mortel à ce point dégénère,
De sa cupidité tout est l'auxiliaire ;

Aussi quand le fléau, lançant ses derniers traits,
Eut brisé les liens de la publique paix,
Et, d'un affreux chaos ouvrant le précipice,
Du monde social eut sapé l'édifice ;
Et que les magistrats, pour le maintien des lois,
Ne purent élever qu'une impuissante voix,
On vit des Monati la farouche insolence
Dans la triste Milan croître avec la licence,
Et leur rapacité disposer et des biens
Et des jours expirans de leurs concitoyens.
Ces geôliers du trépas jamais sans un salaire
N'exerçaient en jurant leur honteux ministère ;
Et quand à ces Carons une obole manquait,
Du cadavre empesté la civière vaquait.
Heureux le citadin qui, dans sa dernière heure,
Ne voyait pas franchir le seuil de sa demeure,
Par ces lâches brigands qui sur son lit de mort,
Sous ses yeux demi-clos se partageaient son or.
Un de ces malheureux, dont l'extrême opulence
N'avait pu de la peste écarter la souffrance,
Théaldo vainement, tout baigné de sueur,

Cherchait encor la main d'un ingrat serviteur,

Quand il entend gémir, de sa couche d'hermine,

Le tintement lointain de la cloche argentine;

Prêtant l'oreille, il croit démêler encor mieux

D'un sombre Monato le signal odieux.

Dans de longs corridors le bruit des pas résonne;

Soudain, sur son séant, il se dresse, il frissonne;

Un horrible soupçon agite ses esprits;

Il écoute, et d'horreur tous ses sens sont surpris,

Quand les panneaux luisans d'une porte battante

S'ébranlent sous l'effort d'une charge pesante,

Et que trois Monati, le visage sanglant,

S'approchent à grands pas du moribond tremblant,

En vain il se débat; une main meurtrière

Le couche, tout vivant, sur l'horrible civière;

Il veut crier; sa voix se perd en longs accents:

Un sommeil léthargique engourdit tous ses sens.

Cependant Théaldo, que la douleur ranime,

Croit, dans le lazaret, rouler au noir abîme.

Alors l'infortuné s'écrie avec effroi :

«Où suis-je? C'est la mort qui dort auprès de moi!»

Comme il parlait encore, une ombre vacillante
Semble jusques à lui traîner sa marche lente.
« Archange de la mort, dit-il, que me veux-tu ?
Ton seul aspect ravit la force à ma vertu. »
— Rassure-toi, répond l'homme des espérances (16):
Je ne suis qu'un mortel; mais, si dans ses souffrances
J'assiste le malheur, j'ai rempli tous mes vœux.
— Que me fait ta pitié ? lorsqu'aborder ces lieux
C'est placer sur son front la pierre sépulcrale.
— Malheureux! ah! reviens de cette erreur fatale,
Et dans le lazaret ne vois pas un tombeau.
— Ah! n'est-ce pas ici qu'habite le fléau ?
— C'est ici que le Dieu, dont la main nous châtie,
Pardonne à la douleur, et rend l'homme à la vie.
— Ou plutôt à la terre. — Ah! sans le lazaret,
Sais-tu bien que partout la mort triompherait ?
— La mort devant mes yeux n'est-elle pas présente
Dans ce monstre qui seul me glace d'épouvante,
Dans ce vil Monato dont elle arme le bras ?
— Est-ce toi qui voudrais accompagner ses pas
A travers les écueils d'un menaçant abîme ?

—Puisse-t-il l'engloutir?..—Quelle haine t'anime!

Ah ! si nos villageois (17), par un sublime effort,

N'eussent grossi ses rangs, tout ici serait mort.

—Aussi de ces bourreaux, affamés de rapines,

Le langage et les mœurs décèlent l'origine.

—Ils peuvent de leurs monts conserver l'âpreté,

Mais dans leur cœur n'est pas toujours la cruauté:

Écoute et juge mieux de la nature humaine.

La terreur sur le front, et respirant à peine,

Une femme échappée au fléau destructeur,

Des traits des Antonins rappelait la douceur.

Sa démarche était lente, et son âme ulcérée

D'une sombre douleur paraissait déchirée;

Ses yeux mornes, éteints, aux pleurs ne s'ouvraient plus,

Mais son air consterné, ses regards abattus,

Montraient sa lassitude à répandre des larmes.

Ou eût dit qu'à souffrir elle trouvait des charmes,

Tant était expressif le sombre sentiment

Qui semblait l'absorber dans cet affreux tourment.

D'une robe de lin une vierge vêtue,

A ses bras maternels paraissait suspendue.

Tendre objet de pitié, les ombres du trépas

Devant ses neuf printemps ne reculèrent pas.

Mais du moins il semblait que leur main sépulcrale

Respectât même encor la candeur virginale

De ce front où les soins d'un art industrieux

Avaient en deux réseaux divisé les cheveux.

Comme en un jour d'hymen de fleurs encor parée

L'innocente semblait aux doux pensers livrée;

Sur le sein maternel le corps au corps lié,

Le cœur contre le cœur tendrement appuyé,

On eût dit que les bras d'une mère chérie

Dans un sommeil de paix la tenaient endormie.

Enfin, tout de la mort eût trahi le larcin,

Si, tombant de ses bras, une petite main,

En blancheur effaçant la cire la plus pure,

N'avait par sa raideur dévoilé la nature;

Ou si, jetant la glace et l'immobilité,

Sur ce front ingénu, siége de la beauté,

La mort n'avait déjà, d'une mère charmante,

Partout décoloré l'image éblouissante.

Soudain un char s'arrête, et la cloche d'effroi

A trois fois annoncé le terrible convoi.

Un Monato, saisi de respect et de crainte,

S'approche, et d'une main où du sang est l'empreinte,

Du fardeau maternel s'apprête à se saisir.

L'infortunée alors, sans pousser un soupir,

Sans montrer dans ses yeux ni mépris, ni colère :

« Arrête ! Monato, dit-elle ; c'est sa mère

Qui seule doit l'asseoir sur le funèbre char.

Malheureux, prends cet or; mais après ton départ

Garde-toi qu'une main, infidèle et parjure,

Souillant ses vêtemens, dérange sa parure. »

Le Monato s'incline ; et, de ses bras nerveux

Écartant avec soin les cadavres hideux,

A la petite morte apprête une humble place.

Sa mère l'y dépose, et sur le front l'embrasse ;

Puis étend sur son corps un blanc tissu de lin.

« Adieu ! dit-elle ; adieu, cher enfant, à demain !

Jusque-là, dors en paix ; ta malheureuse mère

Bientôt te rejoindra dans le lit funéraire ;

Mais pour son âme prie ; elle-même à son tour

Priera pour toi, peut-être avant la fin du jour.

Et puis au Monato découvrant son visage :

« Monato, lui dit-elle, à ton prochain voyage,

Ne mets pas en oubli qu'au son de ce beffroi

Tu seras attendu par d'autres et par moi. »

Elle dit, et déjà l'homme au regard sinistre

Est de ses volontés l'officieux ministre ;

Tant la chaste vertu, par son divin aspect,

Même aux plus vils humains commande le respect.

—J'admire comme toi cette femme céleste ;

Mais, saint homme, dis-moi, l'exhalaison funeste

Respecta-t-elle au moins ses déplorables jours ?

— Je l'ignore, mon fils ; en son rapide cours

Qui peut suivre jamais cet horrible incendie,

Dont la flamme s'irrite en dévorant la vie.

Dans ce séjour de deuil ce n'est rien de souffrir.

Depuis trois mois entiers on n'y fait que mourir.

—Eh bien! vers le tombeau sans douleur on s'avance

Quand tout ce qu'on chérit a perdu l'existence.

Hélas! l'infortunée, au céleste courroux,

Redemandait peut-être une mère, un époux!

— Je ne le pense pas : l'opulente Pavie.

N'a point encor reçu l'horrible épidémie.

—Pavie! ah! que dis-tu? quel étrange soupçon!

Parle ; de cette femme, ah! connais-tu le nom?

—Son nom est Mélida.—Grand Dieu! quel jour m'éclaire!

Mélida! Dieu! sais-tu combien elle m'est chère?

Sais-tu bien qu'à l'autel elle a reçu ma foi?

—Qui? toi, toi, son époux!—Oui; mais malheur à moi

Si mon bras ne poursuit jusqu'au bout de la terre,

Jusque chez Belzébuth , le traître , le sicaire ,

Le perfide assassin , l'horrible empoisonneur,

Dont je veux déchirer l'impitoyable cœur !

—Que des bruits mensongers ta raison se méfie !

—Ah! de ce scélérat je trancherai la vie !

—Malheureux ! où t'entraîne une injuste fureur?

Tu veux de Mélida devenir le vengeur,

Et tu n'es pas certain que cette épouse aimée,

Par la cruelle faux ait été réclamée !

— Quoi ! Mélida vivrait? ah ! le ciel, je le sens,

N'a pu trancher le fil de ses jours innocens.

Hé bien, puisqu'elle vit, c'est moi qui t'en conjure,

Saint homme, prends pitié des tourmens que j'endure.

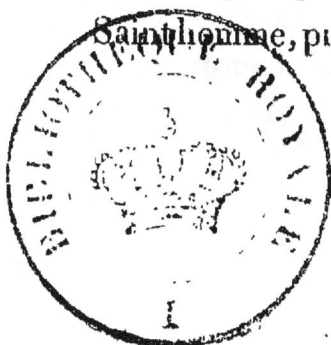

9*

Crains, crains mon désespoir, ou toi-même aide-moi

A retrouver ses pas dans ce séjour d'effroi.

Les retrouver ! crois-tu qu'il soit donc si facile

Qu'un vivant se retrouve en cet horrible asile?

Sais-tu combien de fois mon peuple désolé

Est rentré dans la terre et s'est renouvelé.

Ton peuple! ah! de quel mot frappes-tu mon oreille!

Serais-tu ce mortel, du siècle la merveille,

Ce Félice si grand par son humanité,

Consolant dans la tombe une grande cité ?

—Oui, c'est moi qui ne fais que remplir sur la terre

Le devoir que m'impose un sacré ministère.

— Eh bien, homme de Dieu, ne me refuse pas

Sous le toit du malheur d'accompagner tes pas.

—A tes vœux imprudents je ne saurais souscrire:

De la seconde enceinte il faudrait t'interdire ;

Nul mortel ne pénètre en ce lieu retiré,

Qu'aux femmes réserva l'ordre le plus sacré.

—Cruel! et c'est pourtant la grâce que j'implore

Qui seule me rendrait à ce jour que j'abhorre;

Non, tu ne connais pas les tourmens de mon cœur;

Je dois donc à tes pieds expirer de douleur.

—Malheureux juge mieux de l'esprit qui m'anime,

Quand de ton désespoir je redoute le crime.

Dis-moi, que feras-tu si tes sombres regards,

La demandant en vain, errent de toutes parts?

—Renfermant dans mon cœur mes désirs de vengeance,

A mes sens révoltés j'imposerai silence ;

Ou plutôt je tiendrai le serment que je fais

De respecter pour toi ces tristes lieux de paix.

—Hé bien! dit le saint homme, arme-toi de courage,

Près de cet édifice est un étroit passage,

Qui, sous ces pans de murs t'ouvrant un vert sentier,

Doit conduire tes pas auprès d'un peuplier.

Là, nos convalescens, entonnant des cantiques,

Descendront devant toi du haut de ces portiques.

Immobile, attentif, reste silencieux,

Personne sur son front ne jettera les yeux. »

Il dit et du beffroi la cloche bourdonnante

A déjà réuni la foule agonisante :

Les pieds nus, et le dos succombant sous le poids

D'une corde traînante et d'une longue croix,

Félice ouvre la marche au languissant cortége,
Suivi des malheureux que sa vertu protége,
Et de femmes en deuil, dont chacune à la main,
Pressant ses petits pas, tient un jeune orphelin.
De tant d'objets divers, que méconnaît sa vue,
Théado d'un coup d'œil embrasse l'étendue ;
Et cent fois, à ses yeux craignant de se fier,
Toujours du dernier rang il revole au premier.
Mais il n'aperçoit rien, rien ! ô douleur cruelle !
C'en est donc fait, dit-il, il ne manque donc qu'elle !
Les genoux chancelants et le corps incliné,
Des ombres du trépas il semble environné.
D'hommes maigres, hideux, déjà la triste foule
Devant l'infortuné comme un torrent s'écoule ;
Déjà des chars pesans le monotone bruit
Semble le rappeler de l'infernale nuit ;
Ils conduisent au temple, alignés en deux files,
Des femmes, des enfans et des hommes débiles ;
Une lueur d'espoir flatte l'infortuné.
Emu, pâle et tremblant, d'un regard consterné
Il interroge encor ces sinistres visages ;

Et la mort lui répond par d'horribles images.

Non plus de Mélida ! le fléau dévorant

Semble lui disputer même un regard mourant !

Egaré, furieux, se traînant sur la terre,

Il franchit à grands pas la cloison tutélaire

Qui des femmes sépare et défend le séjour ;

Il erre en gémissant, de détour en détour ;

Là sur un sol fangeux, des tentes sont dressées;

Les cabanes du pauvre ici sont adossées ;

Et sur l'ais vermoulu, qui leur sert de support,

De fatigue épuisé le malheureux s'endort.

Dieu ! quelle vision ! quel songe prophétique !

Ce n'est point un délire : une voix angélique,

La voix de Mélida dans l'ombre a retenti.

Se réveillant soudain, il est anéanti;

Il meurt dans le supplice, il maudit les chimères

Qu'enfantent du sommeil les ombres mensongères,

Quand de la douce voix qui subjugue ses sens

Son cœur a reconnu les douloureux accens,

Qu'ai-je entendu ? dit-il, se peut-il que je veille ?

C'est bien, c'est bien sa voix qui frappe mon oreille !

Oui, c'est ma Mélida! cieux, me la rendez-vous?

Il dit, et secouant la porte aux longs verroux,

Sous l'effort de son bras elle gémit, se brise.

Mélida pousse un cri, se meurt : mais ô surprise !

Comme l'ange de mort, dont le glaive est partout,

L'homme des charités auprès d'elle est debout.

« Ah ! malheureux ! lui dit le sévère Félice,

Est-ce ainsi que ton cœur ourdissait l'artifice ?

Tu ne te bornais pas à parjurer ta foi,

Il te fallait encore, infracteur de la loi,

Au sein du lazaret souiller par ta présence

Jusques à ce séjour de paix et d'innocence !

Sais-tu bien que la mort punit l'audacieux

Qui, comme toi, pénètre en ces lugubres lieux?

—La mort à mes désirs naguère était trop lente,

Et ne peut en ce jour m'inspirer d'épouvante.

—Que dis-tu, cher époux? qui! toi, vouloir mourir!

Ah! quel est ton forfait ? celui de me chérir,

Celui de me revoir, de rendre à l'existence

La femme qui ne peut vivre sans ta présence.

Hélas! si le lien qui t'unit à mon sort

Pour rejoindre mes pas t'a fait chercher la mort,

Si le vœu de l'amour paraît un si grand crime,

Je suis coupable aussi de cet effort sublime.

Oui, pour revoir l'époux à mon destin lié,

Frères, parens, amis, j'ai tout sacrifié.

Résistant à leurs pleurs, j'ai quitté ma patrie

Pour chercher mon époux loin des murs de Pavie,

Pour venir, dans Milan, affronter le trépas!

Mais ce trépas cruel, hélas! n'égale pas

Tout ce que dans mon cœur a versé la souffrance,

Quand, trompant lâchement ma crédule espérance,

Un traître serviteur m'a dit que le fléau

Avait précipité mon époux au tombeau.

Appelant de mes vœux la fin de ma carrière,

Je mettais en oubli le ciel, la terre entière;

Et mon regard stupide hélas! ne voyait pas

La mort prête à frapper ma fille dans mes bras!

Et quand la chère enfant, sous tant de maux succombe,

Lorsque le Monato la descend dans la tombe,

Il me faut retrouver son père malheureux

Pour me le voir ravir par un supplice affreux!

Ah ! connut-on jamais un sort aussi funeste ?

Hélas ! il faut encor que le courroux céleste

Sur une infortunée épuise tous ses traits !

Es-tu l'exécuteur de ses cruels arrêts,

Ministre de clémence, homme dont la parole,

Dernier bien du malheur, l'exhorte, le console ?

Ou plutôt si tu crois que du ciel en courroux

Le bras n'ait pas assez appesanti ses coups,

Prends ces jours, qui seraient condamnés au blasphême,

Préviens mon désespoir, sauve-moi de moi-même.

Mon déplorable époux, perdant sa fille et moi,

Est bien assez puni d'avoir enfreint ta loi. —

—Non, cessez d'accuser un Dieu qui vous pardonne,

Infortunés époux, vivez, ce Dieu l'ordonne.

Vivez, mais attendez qu'en ce lieu de douleur

Le quarantième jour vous prête sa lueur.

Peut-être verrons-nous, avant qu'il apparaisse,

S'éloigner de nos murs la foudre vengeresse. »

Il ne s'abusait pas : la mort, du haut des airs,

S'enfuit avec sa proie aux antres des enfers ;

Et l'heureux Théaldo, ramenant dans Pavie

Sa chère Mélida, reçut deux fois la vie.

NOTES.

—

(1) L'ombre de Boromée, assise sur Milan,...

St.- Charles Boromée, archevêque de Milan, est renommé par les vertus qu'il déploya durant le cours de la peste qui désola cette ville en 1575, et qui devança de 54 ans celle qui forme le sujet de ce poëme.

(2) Saturne et Jupiter, deux astres conjurés,...

Saturne et Jupiter se trouvèrent alors en conjonction, c'est-à-dire que l'un de ces astres rencontra l'autre dans le même point apparent du ciel. Cette circonstance de la marche des planètes a toujours été regardée avec crainte par les gens superstitieux, et comme un signe précurseur de maladies pestilentielles.

10

(3) Servait du Lazaret l'horrible monopole.

Le Lazaret est le lieu où les personnes soupçon-
nées de porter sur elles des germes d'infection, sont
séquestrées de la société durant 40 jours. Celui de
Milan, qui est immense, fut fondé par saint Charles
Boromée.

(4) Et d'aspics, de serpens et d'immondes reptiles,
       Composent un venin qu'on répand dans nos villes ?

Lorsque la peste s'est introduite dans un pays,
presque toujours les gens du peuple ont cru que des
hommes pervers composaient des philtres avec des
substances vénéneuses, et que c'était à leurs maléfices
que la mortalité était due.

(5) De San Grégorio couvrant les promenades ,...

San Gregorio est une église qui est située dans
les environs de Milan et auprès de laquelle se dirigent
les promenades.

(6) On eût dit que sortait un de ces chars funèbres,
    Où Michel-Ange a peint les esprits des ténèbres.

Michel-Ange, dans son fameux tableau du Jugement dernier, a peint sous des traits hideux les réprouvés que des chars entraînent dans les antres infernaux.

(7) Gonzague et Richelieu, s'écrie un faux prophète,...

On craignait que le cardinal de Richelieu, en soutenant les prétentions de Charles de Gonzague, duc de Nevers et de Rhétel, au duché de Mantoue, ne s'emparât de Milan.

(8) En doutez-vous encore ? écoutez ce récit.

Je mets ici dans la bouche d'un homme du peuple un conte qui circula dans toute l'Europe. L'individu qui harangue la multitude s'attribuait ce qui lui avait été raconté, dupe lui-même d'un bruit populaire.

(9) Que dis-je ? à l'instant même , en cette basilique,
    N'apercevez-vous pas ce monstre diabolique ?

Cette basilique est la fameuse cathédrale qu'on

demeura quatre siècles à bâtir, avec la rente que légua pour cette construction le duc de Milan Jean Galéaz Visconti. Cet édifice en marbre, soutenu par 50 colonnes de 26 mètres de hauteur, passe pour la plus belle église qui existe en Italie, après celle de Saiut-Pierre de Rome. Il est surtout remarquable par les ornemens de toute espèce qui l'embellissent et par une statue de saint Barthélemy, chef-d'œuvre de sculpture.

(10) Dit un Centurion........

Les centurions sont des officiers publics chargés de l'administration intérieure de la ville.

(11) De Charles Boromée on traînait les reliques.

Ces reliques sont renfermées dans une châsse de cristal de roche, à travers laquelle on aperçoit le corps à moitié détruit de saint Charles Boromée, qui, vêtu d'habits pontificaux, tient au doigt l'anneau pastoral et porte la crosse entre les bras.

(12) Et l'attrait infernal, l'horrible volupté,
    Qui des empoisonneurs armait la cruauté !

Le peuple croyait que ce qui provoquait le crime d'empoisonnement était le plaisir secret que l'enfer insinuait dans le cœur de ceux qui le commettaient.

(13) De la publique voie occupaient le milieu.

On avait répandu le bruit dans la ville que du haut des croisées on jetait du poison sur le peuple. C'est pourquoi ceux qui passaient dans les rues s'écartaient des maisons.

(14) Serviteur du sépulcre, ô Monati propice!...

Les monati étaient des hommes chargés de conduire les malades au Lazaret et d'enlever les morts : c'est, sous ce dernier rapport, ce que nous appelons en France des corbeaux.

(15) Ainsi que ce serpent, l'effroi de la Guyane.

Il est question ici du serpent à sonnettes, l'un des plus venimeux du Nouveau-Monde, et qui décèle

sa présence par le bruit de sa queue, dont les mobiles anneaux imitent, en se frottant, le cliquetis
d'une sonnette. Ce serpent, doué de beaucoup d'intelligence et passionné pour la musique, est en grande
vénération chez les Indiens, qui l'hiver l'abritent dans
leurs cabanes. (*Voyez les Voyages de M. de Château-
briand en Amérique.*)

(16) Rassure-toi, répond l'homme des espérances.

Le Lazaret avait été confié par les magistrats au
P. Félice, qui édifia Milan par ses vertus et son
dévoûment.

(17) Ah! si nos villageois, par un sublime effort,...

C'était particulièrement parmi les gens de la
campagne que l'on trouvait des malheureux qui se
résolvaient à remplir les dégoûtantes fonctions de
monati.

LA MORT NOIRE.

LA MORT NOIRE.

POÈME.

———

Le quatorzième siècle allait, sous deux années,
Du milieu de son cours ouvrir les destinées,
Quand un astre perfide, ou le ciel en courroux,
Sur la belle Florence appesantit ses coups ;
Et dans cette cité, jardin de l'Italie,
Fit un trophée affreux des débris de la vie.
Vomi par l'Orient, un terrible fléau,
Fertilisant la mort et creusant le tombeau,

Et d'un pas mesuré cheminant en silence,

Dévasta l'Occident jusqu'aux murs de Florence.

Envain des magistrats l'ardente activité

Aux miasmes impurs arrachait la cité ;

Envain des saints martyrs promenant les reliques,

Par des chants de détresse et de pieux cantiques,

Le peuple en sa terreur invoquait l'Éternel ,

Rien n'arrêtait le cours de ce fléau cruel.

Non qu'un sang épanché des brûlantes narines

Fût , comme dans Éphèse aux riantes collines ,

D'un sinistre destin l'affreux avant-coureur :

Ici les premiers coups du fléau destructeur

Frappaient le jeune enfant dans les bras de sa mère ;

Et d'un souffle empesté la vapeur mortifère ,

Sous l'aisselle bleuâtre inoculant son fiel ,

Du reste des vivans séparait le mortel.

Marchant avec les pleurs , le venin homicide

Marquait-il le *fémur* d'une tache livide ,

Ou de noires tumeurs parsemait-il le bras?

On était dévoué, dès l'instant au trépas.

Du suc des végétaux accusant l'impuissance ,

L'hygiène aux abois reniait sa science ;

Et, l'audace insultant aux ressources de l'art ,

Le grand opérateur n'était que le hasard.

Trompant le citadin , d'effrontés empiriques

A sa crédulité livraient leurs spécifiques ;

Mais la contagion , dans son horrible cours ,

Marchait, et pour mourir n'accordait que trois jours ;

Et pareille à la flamme ardente, impétueuse,

Qu'irrite des vieux pins la gomme résineuse,

On eût dit que l'aspect d'un corps plein de vigueur,

Ne faisait qu'irriter encor plus sa fureur.

D'un perfide contact la vertu délétère

Frappait du même coup les grands et le vulgaire,

Et des germes de mort l'infecte exhalaison

Jusques aux vêtemens confiait son poison.

Au spectacle hideux de ce désastre immense ,

La frayeur s'emparait de l'esprit en démence :

Les uns , tristes, rêveurs , dans leur anxiété ,

Attendaient leur salut de la sobriété ,

Et, divorçant soudain avec la race humaine,

Maigrissaient d'épouvante en un triste domaine.

Les autres, moins craintifs, se parfumaient d'odeurs,

Ou sans cesse flairaient le calice des fleurs.

Quelques-uns n'écoutant que la voix d'Épicure,

Riant des maux publics, vivaient dans la luxure,

Et d'un temps fugitif, prêt à s'évanouir,

Dans leurs joyeux festins ne songeaient qu'à jouir.

Hélas ! les maux cruels qui pesaient sur Florence

De cet oubli des mœurs punissaient la licence :

On ne trouvait partout que toits abandonnés,

Que palais entr'ouverts, que temples profanés :

Le seigneur périssait sur l'or de ses ancêtres ;

Les lois n'existaient plus, les biens étaient sans maîtres

Ou plutôt vingt brigands entr'eux se disputaient

Le séjour délaissé que les grands habitaient.

Les soldats qui veillaient à la garde civique,

Les ministres sacrés de la foi catholique,

Les clercs, les magistrats, tous ou morts ou mourans

De la publique paix n'étaient plus les garans ;

Et celui qui, lassé de sa longue carrière,

Seul se voyait survivre à sa famille entière,

D'une tremblante voix réclamait vainement

Les soins d'un serviteur, à son dernier moment.

L'or était sans vertu, la misère commune

Rangeait tous les humains sous la même infortune;

Le travail par le gain cessait d'être excité,

Et chacun adoptait pour loi sa volonté.

Les femmes, les vieillards et la timide enfance,

Voyant fuir sous leurs pas leur débile existence,

Les mains vides, quittaient leurs pénates chéris,

Le sol qui les vit naître et les avait nourris,

Pour aller implorer aux rives étrangères

La pitié bienfaisante et des jours plus prospères?

Comme si l'Éternel les voulait détourner

D'un lieu que son courroux allait exterminer!

Malheureuse Florence, en ta terreur profonde,

Tout être semblait seul exister dans le monde;

Les voisins s'oubliaient, les parens les plus chers

Reculaient à l'aspect de leurs bras entr'ouverts.

Le frère n'osait plus sé fier à son frère,

La femme à son époux, et le fils à son père;

La mère abandonnait ses enfans au berceau;

Et tous dans un ami croyaient voir le fléau.

Mais, des hautes vertus le modèle sublime,

La Charité céleste, auprès d'une victime,

Veillait, et par des soins qui ne se lassaient pas,

S'inoculant la mort, l'arrachait au trépas.

Cependant le fléau, sur son affreux passage,

Poursuivait toute vie échappée à sa rage;

Et la nécessité, compagne du malheur,

D'usages inconnus entourant la douleur,

Pliait nos préjugés sous tant de coups funestes:

Dans l'asile, où d'un mort gissaient encor les restes,

Des voisins, entourés de sa famille en deuil,

Sur leurs dos complaisans recevaient son cercueil,

Déposant la victime en cette humble chapelle

Que d'une ardente foi jadis fonda le zèle ;

Et chantaient en latin l'oraison des tombeaux,

A la pâle lueur des funèbres flambeaux.

D'autres, dans l'abandon de l'obscure indigence,

Sans parens, sans amis, expiraient en silence,

S'éclipsaient comme une ombre, et ne recevaient pas

Une larme accordée à leur triste trépas.

Que dis-je ? tout auprès de leurs froides reliques,

Retentissait la joie et des hymnes bachiques...

De rires convulsifs le sacrilége éclat

Attendait que la mort punît cet attentat.

Dans cet oubli des mœurs, souvent on voyait même

Des femmes dont la bouche exhalait le blasphême,

Déhonorer leur sexe, et chasser de leurs cœurs

La pitié qui parlait d'autres maux que des leurs.

Infortunés Toscans, jamais la sépulture

N'avait tant mutilé de vos champs la verdure,

Jamais le fossoyeur, une bêche à la main,

N'avait tant secondé le courroux du destin :

Et sans attendre en paix qu'un clerc ou qu'un lévite

Sur la croix du cercueil aspergeât l'eau-bénite,

Le serviteur des morts, déposant son fardeau,

Partout aux creux du sable attachait un tombeau.

Chaque jour accroissait ce labeur funéraire,

Et les mourans tombaient par milliers sur la terre.

Au point du jour, la nuit, le soir et le matin,

A toute heure expirait le triste Florentin.

Celui-ci tout à coup, à la douleur en proie,

Roulait sur les pavés de la publique voie ;

Celui-là, du fléau bravant le cours sanglant,
Au seuil de sa demeure expirait en parlant.
D'autres, par une odeur sépulcrale et fétide,
Trahissaient de la mort la conquête rapide ;
Et, de ces lieux infects avec peine arrachés,
Étaient par des amis sur leurs portes couchés.
Le matin, à l'entour des muets domiciles,
Des cadavres hideux on rencontrait les piles ;
Et ces corps, sans linceuls, étaient de toutes parts
Jetés par les porteurs sur les funèbres chars ;
Mais, la place manquant aux victimes pressées,
Alors, nouveaux cercueils, les tables renversées
Dans leurs pieds enlaçaient les femmes, les époux,
Les frères, les enfants frappés des même coups ;
D'une famille entière effrayante hécatombe,
Qu'on voyait par degrés s'enfoncer dans la tombe.
Quelquefois ces porteurs aux sépulcrales voix
D'un novice clergeon suivaient la sainte croix ;
Et du *de profundis* lorsque dans leurs prières,
Les prêtres récitaient les paroles dernières,
Au lieu d'implorer Dieu pour un seul trépassé,

Il s'en présentait dix pour le chant commencé.

D'un œil sec on voyait tomber un peuple immense,

Avec le même front ; la même indifférence,

Qu'on eût vu les épis parsemés de bluets,

Abattus par la faux, inonder nos guérets ;

Hélas, ce grand débris de la race mortelle,

Que l'ange du trépas ombrageait de son aile,

Enseignait aux humains de plus hautes leçons

Que l'orgueilleux savoir dressé sur ses arçons,

Et non moins que le sage élevait le vulgaire

Aux sublimes vertus d'un mâle caractère.

Des temples dépavés les funèbres caveaux,

Refusant la poussière aux pierres des tombeaux ;

Autour de ces lieux saints on vit la bêche immonde,

Ouvrir de longs charniers à la mort vagabonde.

Et dans leurs rangs étroits amonceler les corps,

Comme de nos climats les précieux trésors,

Qui, par couches rangés au fond d'une carène,

Lestent le frêle esquif sur la liquide plaine.

Oh ! que dirai-je encore ! on vit de la cité

Descendre le fléau, par l'obstacle irrité,

10ᵉ

Et dévorer les bourgs, les campagnes fertiles,
Et même les châteaux, simulacres des villes.
Sans médecin, sans garde et sans un serviteur,
Délaissé sous son toit, mourait le laboureur ;
Encor trop fortuné, quand son heure dernière
N'éclairait pas la mort de sa famille entière.
Fuyant son champ modeste à peine ensemencé,
Et des prés, et des bois, et des monts repoussé,
Partout, comme à l'insecte écrasé sur le sable,
Le terrain dévorant manquait au misérable !
Partout, de son trépas appréhendant l'arrêt,
L'homme se détachait d'un terrestre intérêt.
Les légumes, les fruits, les grains et la verdure,
Tout des vils animaux devenait la pâture ;
Les taureaux, les coursiers, et du peuple bêlant
Le nomade pasteur, le chien si vigilant,
Chassés du toit de l'homme, erraient dans les prairies ;
Puis, comme si l'instinct qui veillait sur leurs vies
D'un éclair de raison leur prêtait la lueur,
Le soir, lorsque la nuit répandait sa vapeur,
Sans être rappelés par la voix de leur maître,

Ils accouraient soudain à leur cloison champêtre,

Par un sobre repas préservés de la faim,

Et comme entrevoyant l'horreur de leur destin.

Enfin, dans ce long cours de l'humaine misère,

A tel point éclata la divine colère,

Que depuis le Belier qui nous ouvre les cieux,

Jusqu'à l'ardent Cancer dont ils boivent les feux,

Du souffle empoisonné l'exhalaison fébrile

Frappa tant de mortels, qu'il en mourut cent mille,

Nombre prodigieux, fait pour épouvanter,

Et qu'à peine on eût cru dans Florence compter !

Oh ! combien tout à coup restèrent solitaires,

Tant d'antiques palais, tant de riches douaires,

Tant d'opulens châteaux, naguères habités

Par un cercle brillant de piquantes beautés

Et de jeunes seigneurs au pompeux apanage !

Déshérités du jour à la fleur de leur âge,

Ils sont rentrés dans l'ombre, et sur le pont-levis

Le nain ne veille plus pour ses maîtres chéris.

Que d'illustrations, que de hautes lignées,

Par le dieu des combats jusqu'alors épargnées,

A l'éternel oubli livrèrent leurs grandeurs !
Oh! combien, en ces temps de publiques douleurs,
Vit-on aux sombres bords à la hâte descendre
De mortels que la gloire un jour devait attendre;
De femmes, que le ciel créa pour nous ravir;
Et de preux chevaliers, l'espoir de l'avenir !
Mais, le plus triste fait que Florence constate,
C'est que tel habitant, dont même un Hippocrate
Eût déclaré le corps invulnérable et sain ,
Embrassait ses enfans au banquet du matin ,
Et le soir rejoignait, dans la nuit sépulcrale,
Ses ancêtres assis à la table infernale.

HISTOIRE

DE LA

PESTE DE MARSEILLE.

HISTOIRE

DE LA

PESTE DE MARSEILLE.

———

Marseille, gardant encore l'effroyable souvenir de la peste de 1580 et de celles qui, depuis cette époque, se propagèrent sur son territoire (1), soumit aux plus sévères règlemens les navires qui devaient arriver dans son port : en conséquence, il fut arrêté que les capitaines de ces navires présenteraient à une commission sanitaire des certificats qui, sous la dénomination de patentes brutes ou de patentes nettes, indiqueraient si le pays d'où ils partiraient serait atteint ou exempt de la contagion, pour que, selon le cas, ils fussent déchargés dans les infirmeries ou allassent passer une quarantaine dans les îles de Jarre et de Pomègue.

Mais ce règlement était souvent violé par les marins ; et ce fut cet abus qui introduisit dans Marseille la fameuse peste de 1720. Le capitaine Chataud, parti en janvier de Seide en Syrie, ne s'était muni à son depart que d'une patente nette, parce que la peste ne s'y déclara que quelques jours après. Passant par Tripoli, il y reçut à bord six Turcs, dont l'un mourut dans le trajet, et communiqua la peste à cinq matelots, qui périrent aussi. Chataud, alarmé de ces pertes se retira à la poupe de son vaisseau ; et là, de toutes parts barricadé, il ne donnait des ordres qu'en tremblant. Débarqué à Marseille, il eut l'imprudence de présenter à la commission sanitaire un certificat de Livourne, constatant que quelques personnes étaient décédées sur son navire, atteintes d'une fièvre maligne, et pour avoir fait usage de mauvais alimens. Deux jours après son arrivée, un matelot étant mort, Guérard, chirurgien de la marine, déclara qu'il n'avait remarqué aucun signe de contagion sur le corps de cet individu ; toutefois, il fut arrêté que le navire passerait quarante jours à l'infirmerie ; mais à peine s'y était-il rendu, que la mort d'un mousse et de trois portefaix alarmèrent de nouveau les intendans sanitaires. Et malgré la déclaration rassurante de Guérard (2), le navire de Chataud et deux autres qui arrivaient de Livourne, avec patente brute, furent transférés à l'île de Jarre pour y recommencer la quarantaine.

Cependant le viguier (3) et les échevins, alarmés de la mortalité qui, depuis le 20 juin, se propageait dans la ville, et des bubons et charbons dont elle était accompagnée, envoient à Aix, le 8 juillet, une députation, composée de l'échevin Estelle, et de deux commissaires de santé, pour prévenir le maréchal de Villars, gouverneur de Provence, du danger qui menaçait la ville.

D'un autre côté, l'échevin Moustier (4), suivi de quelques portefaix des infirmeries, faisait enlever dans la nuit les malades et les morts des maisons contagiées, dont on murait les portes; et les cadavres étaient enterrés avec de la chaux vive, pour en hâter la dissolution; mais le mal ne laissait pas que de se propager sourdement, dans la rue de l'Escale et dans plusieurs autres lieux où, comme à l'ordinaire, se promenaient le viatique et les pompes sépulcrales (5).

I 2

L'orage du 11 juillet, accompagné d'horribles coups de tonnerre, ayant accru considérablement les progrès de l'épidémie, les médecins Sicard et Peyssonel en avertirent les échevins qui, cédant à leurs sollicitations, chargèrent ce dernier d'observer la nature de la maladie régnante et de leur en faire un rapport, et lui adjoignirent le chirurgien Douzon qui avait long-temps séjourné dans le Levant. Mais les commissaires, après avoir rempli leur mission, ne s'accordèrent pas entre eux : Douzon prétendit qu'il n'existait dans Marseille que des fièvres vermineuses, tandis que son collègue déclara hautement que tous les symptômes de la peste s'y manifestaient.

Bientôt Peyssonel, accablé des infirmités de l'âge, est remplacé dans ses fonctions par son fils, qui n'était pas même agrégé au collége de médecine. Ce jeune homme, marchant sur les traces de son père, annonce partout que la maladie qui désole Marseille est une peste des plus contagieuses, et l'écrit à un grand nombre de personnes des villes environnantes. L'effroi s'y répand, les communications restent interrompues, les subsistances manquent dansles marchés, et une désertion considérable a lieu dans tous les quartiers.

C'est ce que, par leur silence, voulaient éviter les magistrats, qui, effrayés du passé, avaient continuellement l'esprit frappé de ces grandes émigrations qui détruisent le commerce, et rompent tous les liens de l'ordre social.

Daguesseau a dit que, dans le cours des épidémies pestilentielles, le salut du peuple exige que les autorités locales le dissuadent des dangers de la contagion, et agissent en sens contraire. Il paraît que ce sont les principes qu'avaient adoptés les échevins : on leur reproche une confiance aveugle dans leurs chirurgiens ; mais peut-être avaient-ils moins de prévention en leur faveur qu'ils ne craignaient d'imprudentes révélations ? D'ailleurs, ce qui pourrait faire soupçonner que Douzon n'était pas tout-à-fait étranger à leur politique, c'est que ce chirurgien, contradictoirement à ses paroles, se tenait toujours éloigné des pestiférés en les abordant.

Les officiers des galères, qui n'avaient pas les mêmes craintes, se comportèrent autrement : avertis de bonne heure par leurs médecins et chirurgiens de la nature de l'épidémie, ils firent ranger les galères le long du quai de Rive-Neuve, pour les mettre en lieu de sûreté; et leurs équipages, barricadés dans l'Arsenal, recevaient chaque jour les munitions que des *tartanes* leur apportaient de Toulon.

Cependant l'échevin Estelle, de retour d'Aix dès le 28 juillet, continue avec son collègue Moustier, durant dix nuits consécutives, à faire transporter les morts dans les infirmeries (6), et à ordonner la clôture et la purification des lieux où ils sont expirés. Précaution insuffisante! les travaux de la nuit ne peuvent faire disparaître les ravages du jour. C'est partout une désolation générale. Jurisconsultes, notaires, officiers publics, commerçans et propriétaires, tout cherche à se dérober par la fuite à la mort menaçante; et tandis que la désertion enlève à la ville ses plus notables habitans, une foule d'indigens et deux ou trois mille mendians, réduits au désespoir, sont prêts à exciter une émeute d'un moment à l'autre. Les magistrats publient une ordonnance qui prescrit aux médecins, dès ce moment salariés par la ville, de se revêtir de blouses de toile cirée, et de n'exiger aucune rétribution des malades; la même ordonnance enjoint aux mendians de se retirer à l'hospice de la Charité, sous peine du fouet, et expulse de Marseille tous les vagabonds étrangers. Cette ordonnance si utile ne put cependant être mise à exécution, parce que, dans le même instant où elle venait d'être rendue, le parlement d'Aix, par son arrêté du 31 juillet, interdisait, sous peine de mort, toute communication entre Marseille et ses alentours. Cet arrêté foudroyant arrêta l'émigration ; mais ne ralentit pas les progrès de la terreur.

Les médecins, pour satisfaire à la curiosité du public, rendaient chaque jour compte à l'Hôtel-de-Ville de l'état de l'épidémie ; et insistaient fortement sur la nécessité d'établir une commission sanitaire. Les magistrats refusèrent d'adopter cette mesure ; et même l'un d'entre eux eut, dit-on, l'imprudence de reprocher aux médecins de travailler dans leur intérêt, en cherchant à faire du malheur public un Mississipi. Ces paroles inconsidérées circulèrent dans la ville, et attirèrent aux officiers de santé une foule de qualifications et de lettres injurieuses. Mais ce qui malheureusement acheva de ruiner leur crédit, ce fut le placard par lequel l'autorité avertissait le peuple que la maladie

12*

qui régnait n'était qu'une fièvre maligne ordinaire,
occasionée par la misère et l'emploi de mauvais
alimens.

Je suis loin d'approuver la crainte pusillanime des
magistrats qui, par cette mesure, ne pouvaient que
calmer momentanément l'effervescence populaire; mais
il est juste aussi de dire que toujours empressés, dans
leur conduite, à faire valoir les moindres circonstances
atténuantes, ils s'appuyaient encore sur quelque apparence d'autorité, en agissant ainsi d'après la déclaration du médecin Michel, qui leur écrivait des infirmeries que ceux qu'on lui envoyait n'avaient d'autre mal
que l'ennui d'être trop étroitement renfermés; ajou-
tant que ces malades, ou fort jeunes, ou la plupart
tirés de la classe inférieure du peuple, rejetaient beaucoup de vers.

Cependant les magistrats, dirigés toujours par la
maxime de Daguesseau, se mettaient en contradiction avec l'avertissement qu'ils venaient de publier, en adoptant, sur la proposition du médecin
Sicard, les mesures sanitaires dont Hippocrate fit
usage contre la peste: en conséquence, durant trois

jours entiers, on allume, tous les soirs à cinq heures, de grands feux sur les places publiques ou le long des murailles de la ville, de distance en distance, et devant les portes des maisons, dont le soufre purifie l'intérieur. La ville paraît incendiée; et des torrens d'une noire fumée se répandent dans les airs : Sicard lui-même dirige tout. Mais, en de si graves circonstance, *malheur à qui se trompe* : le peuple, qui un instant s'est cru délivré du fléau, voit bientôt toutes ses espérances déçues; et le malheureux médecin est contraint, avec son fils, de se dérober par la fuite à l'indignation publique.

Dans ces entrefaites, le viguier et les échevins, toute la journée en permanence à l'Hôtel-du-Ville, ne sont occupés qu'à prévenir les désastres que peut entraîner cette crise épouvantable. Par suite de la terreur qui se propage, les marchés ne sont plus approvisionnés: le blé, la viande et le bois, le charbon, en un mot toutes les denrées de première nécessité manquent à la fois; la cupidité, qui spécule toujours sur les malheurs du peuple, fait hausser le prix des marchandises, et au milieu de cette horrible détresse il ne reste que onze cent livres dans la caisse municipale. Les magistrats arrêtent d'abord la création d'un emprunt au denier vingt, prohibent ensuite les accaparemens, établissent cent cinquante commissaires pour distribuer des vivres au peuple, et divisent la ville en quatre quartiers où des médecins, des chirurgiens et des pharmaciens sont attachés au service des malades.

Déjà l'on touchait au 3 août, lorsque le peuple, qui mourait de faim aux portes fermées des boulangers, ajoute l'émeute à la calamité de la peste. Le viguier, accompagné de M. Moustier, se met à la tête de quelques gardes, et allant au-devant des mutins leur fait distribuer du pain, et dissippe le rassemblement.

Le lendemain on est menacé d'un nouveau danger, lorsque des officiers de la garnison du fort Saint-Jean viennent annoncer aux échevins qu'ils ne seront plus maîtres de leurs soldats, si on ne leur délivre promptement du blé.

Aussitôt des lettres sont écrites à Aix, et à toutes les villes maritimes, pour solliciter de prompts secours.

Cependant à l'aspect de la disette, réunie aux horreurs de la peste, les esprits les plus incrédules sont travaillés par la crainte. Chacun veut fuir, mais il n'est plus temps : tous les passages du territoire de Marseille sont gardés. Les riches propriétaires s'arrachent les voitures, pour se retirer dans leurs maisons de plaisance avec des provisions ; les pauvres gens campent sous des tentes, dans la plaine Saint-Michel ou sur les bords de l'Avéaune ; quelques-uns gravissent les rochers, d'autres s'enferment dans des cavernes, et emportent le germe de la peste avec leurs hardes (7) entassées à la hâte ; les religieuses désertent leurs couvens et se retirent dans leurs familles ; les percepteurs des impôts, les administrateurs des hospices, les officiers publics prennent la fuite ; le commerce est interrompu, les magasins, les colléges, la Bourse, les tribunaux, tout est fermé : le viguier et les échevins restent seuls à leurs postes : ils décident que M. Estelle, accompagné de l'archiviste de la ville, Capus, se rendra à Notre-Dame, hameau situé à deux lieues de Marseille, sur la route d'Aix, pour y entrer en conférence avec le maréchal de Villars et le marquis de Vauvenargues, l'un gouverneur et l'autre premier procureur de la Provence ; là, ces grands fonctionnaires ayant tenu conseil en se maintenant à une certaine distance les uns des autres, et en ne se parlant qu'avec des porte-voix, arrêtèrent qu'il serait établi trois marchés à deux lieues de la ville (8); qu'une double barrière y séparerait les acheteurs des vendeurs, et que des officiers publics y serviraient de surveillans et d'agens.

Le lendemain ce concordat est transmis à toutes les autorités de la province ; et le viguier, dans la crainte que les échevins Estelle et Moustier ne pussent résister aux fatigues de la nuit (9), décida que les morts seraient dorénavant portés à leur dernière demeure sur des tombereaux conduits par des mendians. On eut une peine infinie à trouver des chevaux et des harnais dans les campagnes ; et, lorsqu'il fallut aller chercher les cadavres dans les maisons, nul homme, à quelque prix que ce fût, n'osa s'acquitter de si dangereuses fonctions.

Cependant l'horrible fléau, introduit par une seule femme à l'Hôtel-Dieu, y exerçait d'horribles ravages : à peine de trois ou quatre cents orphelins en resta-t-il une centaine : infirmiers, sœurs hospitalières, confesseurs,

médecins, chirurgiens, pharmaciens, tout y mourait ;
c'est en ce moment que le médecin Peyssonnel termina
son honorable carrière, laissant un fils qui mourut
quatre mois après d'une maladie de poitrine. Dans cette
extrémité, ce lieu devint un séjour de désordres et de
vols. Dès le 9 août, les médecins, les chirurgiens et presque tous les pharmaciens avaient pris la fuite ; et il fallut
recourir à une ordonnance pour leur enjoindre de re-
venir, sous peine d'être privés, les uns de leur agré-
gation, les autres de leurs patentes.

Comme l'Hôtel-Dieu était fermé, M. Rose, commissaire général à Rive-Neuve, sacrifia la majeure partie
de sa fortune, en établissant un autre hospice dans une
corderie ; et le bâtiment de la Charité, occupé par les
indigens, fut destiné à ce même usage.

Telle était la situation de la ville, lorsque le 12 août
les médecins Chicoyneau, Verny et Deydier, accompagnés de l'anatomiste Soulier, arrivent, par ordre de la
cour, à Marseille pour y examiner la-nature de l'épidémie. Deydier, dans une lettre qu'il adressait à Strasbourg, au médecin Maugue, décrivait ainsi le spectacle
dont il fut frappé lorsqu'il y entra avec ses collègues :

« Je ne saurais vous dépeindre au naturel le désordre
» affreux où je trouvai cette ville désolée. En entrant
» par la porte d'Aix, avec MM. Chicoyneau et Verny,
» le coup d'œil, jusqu'à la porte de Rome, nous pré-
» senta d'abord la chose du monde la plus hideuse :
» toutes les portes des maisons et les fenêtres étaient
» généralement fermées ; le pavé était couvert de
» côtés et d'autres de malades ou de mourans, étendus
» sur des matelats, sans aucun secours ; on ne voyait
» au milieu des rues et dans tous le cours que des ca-
» davres à demi pouris, de vieilles hardes mêlées
» avec la boue, et des chariots conduits par des forçats,
» pour enlever les morts.

Un des premiers soins des médecins de Montpellier
fut de calmer l'effroi du public : visitant les pestiférés
dans les hôpitaux, il causaient avec eux, s'asseyaient
au pied de leurs lits, et touchaient leurs vêtemens,
leurs bubons et leurs plaies dégoûtantes.

L'opinion que ces médecins avaient adoptée que la
peste n'est pas contagieuse, diminuait sans doute
beaucoup du mérite de leur action ; mais du
moins arrachèrent-ils les jeunes médecins à leur

honteuse terreur. L'évêque Belsunce s'était déjà plaint de leur poltronnerie, en écrivant à l'abbé Dubois, évêque d'Aix : « Nous avons la peste le matin, et le soir » nous nous portons bien. On devrait abolir les mé- » decins, ou du moins nous en donner de plus habiles et de moins peureux. »

Ce prélat avait assurément le droit de s'exprimer ainsi, lorsqu'il donnait lui-même l'exemple du courage et de l'activité. Dès le commencement de l'épidémie il rassemble son clergé, et, par des discours véhémens, il s'efforce de lui communiquer son énergie. Menacé du fléau jusques dans son palais, « J'ai eu bien de la peine, écrivait-il à M. de Mailly, » évêque d'Arles, de faire tirer cent cinquante cada- » vres à demi pourris et rongés par les chiens, qui » étaient autour de ma maison, et qui mettaient » déjà l'infection chez moi. »

La plupart de ses officiers et domestiques s'étant réfugiés dans l'hôtel qu'habitait le premier président du parlement d'Aix, quand il venait résider à Marseille, ceux qui restèrent à l'évêché périrent tous ; et il eut la douleur de voir atteindre par la peste le jésuite de la Fare et le chanoine Bourgerel, ses deux aumôniers : le premier seul fut sauvé.

Quant à lui, il n'était pas homme à se retrancher au fond de son palais : infatigable dans ses courses, partout on le rencontre, partout il distribue au peuple des consolations et des aumônes, et ranime son courage abattu. Voyant que les forçats hésitent à traîner le fatal tombereau, il s'élance sur l'un de ces chars funèbres, s'assied sur un monceau de cadavres, et, comme un dieu invulnérable, donne ordre qu'on le conduise au champ de l'éternel repos, et personne n'ose lui désobéir.

Ce fait, qui n'est donné que comme une tradition par Lemontey, peut être contesté (10) ; mais du moins le caractère de Belsunce lui prête quelque vraisemblance.

Les magistrats, aussi courageux que le prélat, n'avaient pas sa fermeté : leur conduite le jour de Saint-Roch en est une preuve. Le peuple voulant célébrer la fête de ce saint, qui passe pour exercer une grande puissance contre la propagation de la peste, le viguier et les échevins, s'opposent d'abord à un rassemblement

dangereux. Le peuple furieux et menaçant pro-
mène dans la ville les reliques du saint ; et les magistrats, de crainte d'une émeute, suivent eux-mêmes
la procession, accompagnés de gardes et de hallebar-
diers ; et la cruelle épidémie prend une nouvelle vigueur.

Le lendemain (17 août) les médecins de Montpellier se rendent à l'Hôtel-de-Ville, et déclarent dans
leur rapport que la maladie régnante est une véritable
fièvre pestilentielle, qui attaque avec une égale violence toutes les classes de la société ; mais qu'elle n'est
point encore parvenue à son plus haut période, attendu
que ceux des malades, qui se rétablissent le cinquième
ou le sixième jour, peuvent guérir avec de la bonne
nourriture. Ce rapport se terminait par cette observation remarquable : c'est qu'il est des exemples de familles détruites à la fois ; et qu'un seul individu réfugié
dans une maison suffit pour communiquer le mal à
tous ceux qui l'habitent. Les médecins de Montpellier,
dira-t-on, contre leurs propre paroles, croyaient donc à
la contagion ? Point du tout, ils expliquaient ces faits
si décisifs, en affirmant que la maladie régnante pro-

venait, non de miasmes contagieux répandus dans l'air, mais dépendait des causes générales accidentelles qui se développaient à la fois (11).

Les magistrats, qui n'entendaient rien à ces distinctions métaphysiques, et qui depuis la veille voyaient la désertion s'accroître d'une manière effrayante, avertirent le peuple par une affiche (12) que la maladie n'avait rien de pestilentiel, et n'était qu'une fièvre maligne contagieuse; ces derniers mots étaient en contradiction avec la déclaration des médecins, qui partirent incontinent pour Paris.

D'un autre côté, les magistrats pouvaient bien être influencés par les instructions que Chirac leur envoya de Paris : ce médecin du régent sachant, par les observation faites dans tous les temps, combien la peur propage la peste, leur conseillait de qualifier simplement la maladie régnante de fièvre maligne, de clore les maisons des pestiférés, et, s'il faut s'en rapporter à Bertrand, « de *payer des tambours et des violons* (13), qu'on ferait jouer dans différens quartiers de la ville, pour égayer les jeunes gens. Si Chirac, tranquille dans son cabinet eût pu connaître jusqu'à quel point la peste avait porté ses progrès dans cette ville infortunée, il aurait senti combien ce moment était peu favorable pour adopter cette dernière mesure. Pouvait-on placer des divertissemens au milieu des morts, des mourans, de la misère et de la désolation? Ses avis auraient bien changé, s'il eût été témoin oculaire des désastres de Marseille, et particulièrement au 25 août. Dans cette effroyable journée, la mortalité s'est tellement accrue que personne n'espère y échapper : dans l'intérieur des maisons, dans les rues, dans les places publiques, partout s'offre le spectacle de la souffrance et de la terreur. Ici, au fond d'un humble grenier ou d'un appartement délaissé, on voit un malheureux qui se traîne de porte en porte pour recevoir une cruche d'eau ou un bouillon, qu'en courant on y a déposé sur le seuil; là, sous de somptueux lambris, une famille entière est livrée à toutes les calamités réunies : l'un, en proie à une fièvre dévorante, réclame vainement une liqueur rafraîchissante pour étancher la soif qui le dévore; l'autre, tombant dans des convulsions, pousse des soupirs et des cris déchirans; celui-ci ne laisse aucune interruption à ses sanglots; celui-là meurt en embrassant sa famille désolée : et l'on voit sou-

13

vent le cadavre hideux et putride étendu dans le
même lit à côté du mourant. Plus loin le riche, privé
de famille et de domestiques, quitte son toit pestiféré
pour aller chercher un secours qu'il sollicite en vain
de la pitié d'un peuple errant et désespéré. Oh ! qui ne
serait pas frappé de stupeur en entrant sur les places
publiques, où le trépas se peint sous toutes les formes,
sous toutes les couleurs. La face ardente et enflammée,
bleuâtre ou violette, pâle ou livide, l'œil étincelant ou
le regard languissant et égaré, partout la mort terrible diversifie l'épouvantable aspect de ses nombreuses
victimes, partout la terreur rend les traits humains
méconnaissables. Celui-ci meurt dans un sombre silence, celui-là dans un opiniâtre babil ; cet autre
rend le dernier soupir aux approches de ce terrible
mystral (c'est un vent du nord), dont la dévorante
haleine glace les sens engourdis. Mais rien n'est plus
effrayant que ces cadavres qu'on rencontre appuyés
sur les murailles, gardant encore l'attitude où ils
étaient lorsque le fléau les frappa, et conservant sur
leurs traits défigurés l'empreinte de la méditation et
de la douleur.

Quelques-uns de ces malheureux pestiférés cherchaient un abri dans de fangeux hangards, reposaient leurs têtes souffrantes sur les bancs de pierre qui sont pratiqués aux portes des maisons, ou se couchaient sur les trottoirs qui les environnent. Qui le croirait? d'égoïstes et de barbares propriétaires, craignant que ces infortunés ne leur apportassent la contagion, cherchaient à les écarter de ce dernier asile, en jetant sur eux de l'eau corrompue, de la lie de vin ou des immondices.

Les cadavres qu'on avait précipités des fenêtres, entassés les uns sur les autres, obstruaient les rues; leur sang ruisselait de toutes parts, et des chiens affamés dévoraient leurs crânes brisés, leurs chairs meurtries et leurs entrailles fumantes. La crainte de la contagion fit tuer un grand nombre de ces animaux, et par cela même on augmenta l'infection.

Au milieu de ce désordre épouvantable, des femmes enceintes avortaient, et de malheureuses mères, pressées par les cris de leurs nourrissons, leur prodiguaient un lait empoisonné.

Mais ce qui excitait surtout la pitié, c'était de jeunes

orphelins, qui, cherchant vainement les parens et les amis que le fléau leur avait enlevés, erraient dans les rues, une écuelle à la main, et portaient une écharpe au cou ou au bras pour se faire reconnaître. Précaution inutile, qui ne put empêcher des collatéraux éloignés de s'emparer des titres et des biens de ces tristes victimes distinguées entre elles par leurs seuls noms de baptême, et livrées à la plus humiliante servitude!

On réunit quatorze cents de ces malheureux orphelins dans l'hôpital de Saint-Jacques de Gallice et dans le couvent des Pères de Lorette. Cinquante périssaient par jour, et il n'en resta pas une centaine lorsque l'épidémie cessa.

Un grand nombre de maisons religieuses furent atteintes de la peste (14). On compte qu'elle enleva quarante-deux capucins, trente-deux observantins, vingt-neuf récollets, dix carmes déchaussés et vingt-deux augustins.

L'évêque, voyant que les ecclésiastiques refusaient presque tous de donner les sacremens, obtint des magistrats un arrêté qui déclarait vacans les bénéfices de ceux qui n'officieraient pas ; mais la terreur était si forte que les églises ne restèrent pas moins sans desservans.

Bientôt la ville communiqua le fléau à tout son territoire : des habitans de la rue de Lescale le portèrent
dans le quartier Sainte-Marguerite et dans le village
Saint-Marcel. On sentit la nécessité d'augmenter le
nombre de ces hommes qui, sous la dénomination de
corbeaux, étaient employés à enlever les morts, et qui
dans ce dangereux travail périssaient presque tous.

On offrit 15 francs par jour à des misérables pour
remplir ces tristes fonctions, à l'aide de longs crocs ;
mais personne ne se présentait : il suffisait d'avoir tou-
ché un cadavre pour être infecté.

Dans cette terrible extrémité, les magistrats re-
courent aux officiers des galères, leur demandant de
nouveau (15) l'aide de quelques forçats pour enterrer les
morts, et leur promettant de les remplacer lorsque l'épidémie aurait cessé, ou d'en indemniser le roi. Vingt-six
de ces malheureux furent mis à la disposition de l'autorité ; et, pour vaincre leur répugnance, on leur pro-
mit la liberté.

Mais ces hommes de figures patibulaires et couverts
de haillons, inspirèrent partout l'effroi ; il fallut les
garder à vue : ils ne pénétraient jamais dans l'intérieur

d'une maison sans s'y livrer à de nombreux larcins ;
traînant les morts par le pied où les jetant par les fé-
nêtres, à peine les avaient-ils placés sur la voiture
funèbre que, brisant tous les harnais des chevaux, ils
commettaient des dégâts qu'on ne pouvait réparer, par
l'impuissance où l'on était de trouver des charrons et
des selliers; et, si après des peines infinies le convoi
marchait, l'échevin Moustier était obligé de le suivre
jusqu'à la fosse fatale, pour empêcher les forçats de
déposer seulement le cadavre sur les bords.

Rien n'arrêtait cet infatigable magistrat dans ces
dégoûtantes fonctions. Un jour en traversant la rue de
l'Escale, un appareil couvert de venin pestilentiel lui
tombe sur le visage; il l'arrache de sa joue sanglante,
en efface l'horrible empreinte avec une éponge trempée
dans du vinaigre, et continue tranquillement son
chemin.

L'échevin Estelle n'est pas exposé à un moindre danger, lorsque, glissant sur un pavé sanglant, il se retient
sur les mains, prêt à embrasser le cadavre d'un pestiféré.

Bientôt ces dignes magistrats, ne pouvant suffire à
tant de travaux, et restés seuls avec leurs deux col-

lègues et le viguier, sans gardes, sans agens, sans serviteurs, réclament l'assistance des officiers des galères.
Le commandeur Langeron de la Roche et M. de Levi
se rendent auprès d'eux ; un conseil se tient à l'Hôtel-
de-Ville, et il est arrêté qu'attendu l'extrême distance
des douze fosses situées hors de l'enceinte de Marseille,
les cadavres dont les rues sont obstruées seront dé-
sormais portés dans les caveaux des couvens (16), et
que l'évêque sera prié de faire cesser les offices dans
les églises. (Voy. *le Mémor. de la Chambre du cons.*)

. Cet ordre contredisait en quelque sorte l'arrêté que
l'évêque avait obtenu des magistrats (page 152) contre
son clergé ; mais il paraît que le commandeur Langeron
eut la plus grande part à cette nouvelle mesure ; c'est
du moins ce qui paraîtra probable d'après ce passage
de la lettre (17) qu'il écrivit dix mois après à M. de la
Vrillière, et dont le texte est consigné dans le Traité
des causes, des accidens et de la cure de la peste ,
composé et imprimé par ordre du roi, en 1741.

« L'on doit (en temps de peste) observer de fermer les
» églises, parce que tout le monde y étant indifféremment
» et sans choix, il n'y a point d'endroit où la communica-

» tion soit plus dangereuse. Ce qui embarrasse le plus
» ceux qui ont l'honneur de commander dans ces oc-
» casions-là, c'est l'opposition des ecclésiastiques à les
» tenir fermées, et aux autres précautions que la con-
» tagion demande : le zèle des uns et l'intérêt des
» autres leur suggèrent toujours des raisons pour tenir
» ces églises ouvertes, quelque défense que l'on fasse
» sur cela ; et il serait bon que dans un pareil temps
» les évêques ne les soutinssent point quand ils man-
» quent aux règles établies, et qu'ils y fussent assu-
» jettis comme les séculiers ; sans quoi l'on ne peut
» jamais remédier au mal que très-imparfaitement.

» Il conviendrait aussi de retenir le zèle des confes-
» seurs, et il devrait leur être ordonné de ne confesser
» que de loin ; car autrement ils périssent tous et font
» périr avec eux tous ceux avec qui ils ont communi-
» qué. Un curé du terroir de Marseille, avec un pareil
» zèle, a infecté tout un quartier, qui auparavant s'é-
» tait bien conservé. Il avait la peste, et ne le déclarait
» point. Je fus cependant averti qu'il l'avait, et qu'il
» ne laissait pas de confesser et de donner la commu-
» nion dans cet état-là. Je lui envoyai aussitôt un mé-

» decin et un chirurgien pour le traiter. Il prit en très-
» mauvaise part ce secours (foi de prêtre , disait-il,
» n'avait point de mal). Je fus obligé de prier monsieur
» l'évêque de lui ordonner de se laisser visiter ; avec
» cet ordre je lui renvoyai le même médecin, qui lui
» trouva deux bubons, dont il n'est pas mort; mais
» dont il a été long-temps malade dans un de nos hô-
» pitaux.

» L'on peut juger d'après cela de l'obstination des
» prêtres en leurs fonctions, et combien il faut s'en dé-
» fier dans un temps de peste.

» J'ai l'honneur d'être, etc. »

L'arrêté des magistrats, qui fut communiqué le lendemain à l'évêque, déplut beaucoup à ce prélat, même
dans la disposition qui prescrivait l'enterrement des
morts dans les couvens, mesure qu'on aurait cru devoir lui être agréable, d'après le passage d'un man-
dement, où il s'exprimait en ces termes: (*voyez l'ouvrage
de Papon intitulé: de la Peste*).

« Nous avons vu les corps de quelques riches du
» siècle enveloppés dans un simple drap ; mêlés et con-
» fondus avec ceux des plus pauvres et des plus mépri-

14

» sables en apparence, jetés comme eux dans de vils
» tombereaux, et traînés avec eux dans une sépulture
» profane hors de l'enceinte de nos murs. »

Mais la crainte que les moines ne manquassent pour
long-temps de lieu de sépulture, l'emporta sur toute
autre considération ; et il se hâta d'adresser incontinent
de vives représentations à l'autorité municipale contre
son arrêté ; les magistrats en maintinrent toutes les
dispositions, après avoir néanmoins délibéré sur les
observations de l'évêque, et lui alléguèrent qu'ils n'a-
gissaient ainsi que d'après une nécessité absolue. On
mit donc les nouvelles mesures de salut public à exécution ; et ce ne fut pas sans éprouver des obstacles
de la part des religieux, qui refusèrent d'ouvrir les
portes de leurs couvens, ce qui contraignit la force armée à les enfoncer. (Voyez le *Mémorial de la Chamb.
du cons.*)

. Les caveanx furent comblés de morts jusqu'aux
voûtes, dont on cimenta les parois avec de la chaux
vive : mais un vent du nord, par un coup terrible,
ayant augmenté les progrès de la contagion, l'échevin
Moustier, malgré les vingt chariots qu'il employait,

ne put empêcher qu'il ne restât encore deux mille cadavres étendus sur la terre.

Dans l'intervalle du 20 au 28 août, cent trente-trois
forçats, employés au service des chariots, étaient presque tous morts. Le 1er septembre, les officiers des galères en envoyèrent cent autres, qui furent réduits
à tout au plus une douzaine en six jours. MM. de Rancé
et de Vaucresson, l'un lieutenant - général et l'autre intendant des galères, se décident alors à ne plus
délivrer de forçats sans l'ordre du conseil de la marine;
mais, cédant à la fin aux instances du corps municipal, ils en accordent encore quatre-vingts, en déclarant que ce sera pour la dernière fois (18). Ces embarras
de l'autorité furent heureusement levés par l'arrêt du
roi qui, le 1er septembre, investit M. de Langeron du
commandement de la ville et de celui des galères.

Cet excellent officier qui, à une haute capacité, réunissait un caractère plein de fermeté et de douceur, et
dont la maison était accessible à tous les Marseillais,
parcourant la ville du matin au soir avec son aide-de
camp (M. de Soissans), rétablissait l'ordre partout et,
assisté des paysans, des charpentiers et des Turcs des ga-

lères qu'il mettait en réquisition, faisait enlever les dé-
combres et les cadavres, qui obstruaient tellement les
rues de certains quartiers, qu'on ne pouvait les parcourir
qu'à cheval. D'un autre côté, l'un des magistrats, en
permanence avec le viguier à l'Hôtel-de-Ville, surveil-
lait les intérêts publics; tandis que ses trois collègues
et M. Rose dirigeaient du matin au soir les brigades des
forçats occupés à la désinfection de la ville.

Il était surtout un endroit où jusqu'alors on n'avait
tenté que de vains efforts pour assainir la ville; c'était
l'esplanade de la Tourette, située sur le bord de la
mer, entre *le fort Saint-Jean et l'église de la Major*. Là,
depuis plus de trois semaines, des cadavres exposés
aux rayons du soleil, et joints les uns aux autres,
étaient un objet d'infection et d'horreur. Il ne restait
plus aucune forme humaine à leurs chairs putréfiées;
et des fibres, que travaillait en tous sens le ver du tombeau, leur imprimaient des mouvemens convulsifs,
qui semblaient les rappeler à la vie, mais avec des figures si difformes que jamais le délire de l'imagination
ne put en enfanter d'aussi monstrueuses. Personne n'o-
sait aborder cet épouvantable séjour de la mort : l'in-

trépide commissaire Rose seul y porte un regard médi-
tatif ; et tandis qu'il cherche comment il pourra enlever
tant de cadavres à moitié détruits, et qui tombant en dissolution ne formaient plus qu'une masse presque liqué-
fiée, il aperçoit au pied du rempart un débris pierreux
qui, dégradé par la vétusté, laisse échapper le jour à travers une ouverture. Cette remarque lui suffit pour entre-
voir que les deux bastions, qui autrefois protégeaient la
ville contre l'armée de Jules César, renferment une
vaste cavité ; il sent qu'il ne faut que creuser légère-
ment la voûte qui soutient l'esplanade, pour ouvrir un
vaste réceptacle à tant de morts. Ravi de cette décou-
verte, il aborde les échevins et le commandeur de
Langeron, et leur explique son projet ; mais il demande un nombre de forçats assez considérable pour
que tout soit terminé en moins d'un jour ; attendu
que nul homme ne saurait résister plus long-temps à
cette horrible infection. Le commandeur de Langeron
lui accorde cent forçats ; et l'héroïque chevalier Rose,
faisant ceindre le front et la bouche de ces malheureux
avec des mouchoirs trempés dans du vinaigre, se met
à leur tête : les bastions sont ouverts par le faîte, et

14*

tous les cadavres sont aussitôt précipités dans la vaste cavité qu'on vient d'ouvrir.

C'est ainsi que le généreux chevalier Rose, qui tout récemment avait préservé de la contagion le quartier de Rive-Neuve, où un grand nombre de bourgeois s'étaient réfugiés, sauva la ville d'un plus éminent danger en désinfectant l'esplanade de la Tourette. Mais quel était ce grand citoyen ? défendait-il à Marseille des pénates chéris ? Non, cette cité à laquelle il était presque étranger, ne le possédait dans ses murs que depuis l'arrivée du funeste bâtiment de Chataud ; mais elle se glorifie de lui avoir donné naissance. Dès l'année 1671, il avait quitté fort jeune sa patrie pour aller exercer le négoce en Espagne. C'est là qu'arraché à ses paisibles occupations par les horreurs d'une guerre civile, il fut un des Français qui se rallièrent sous les drapeaux de Philippe V ; et, pour les services qu'il rendit à ce souverain, il obtint la croix de Saint-Lazare. Nommé ensuite consul de France à Modon, il se vit exposé dans cette ville de la Morée à tous les dangers de la peste ; aussi, dès que ce fléau se déclara dans Marseille, fut-il admis au nombre des seize commissaires sanitaires qui devaient surveiller la ville dans le cours de 1720. Les sommes qu'il consacra à son service durant la fatale épidémie, et dont il ne put obtenir le remboursement ayant porté des atteintes graves à sa fortune, on a dit que sa vertueuse fille, livrée à la plus déplorable détresse, avait enseveli ses malheurs et sa beauté dans un monastère ; mais ce fait est contesté par M. Autran qui, dans une séance publique de l'Académie de Marseille, a lu un discours où il rapporte que M. Rose, mort dans l'année 1733, avait épousé en 1722 une jeune personne fort riche, qui ne lui donna point d'héritiers.

Quelques jours après que la Tourette eut été ainsi désinfectée, l'échevin Estelle, étant occupé à surveiller le charroi des cadavres, apprend tout à coup que les énormes cavités de l'Esplanade, qui en ont été remplies jusqu'à la voûte, viennent de se fendre en plusieurs endroits, et laissent suinter à travers ces ouvertures une liqueur pestiférée, produite par la fermentation. Aussitôt cet actif magistrat, rassemblant quelques paysans qui travaillaient à des excavations près de la porte d'Aix, les conduit vers le rempart ; mais, aux approches de ce lieu d'infection, les rustres récalcitrans re-

culent d'horreur et lâchent le pied. Les soldats des galères qui les accompagnent les repoussent vainement;
ils reculent toujours. Alors l'intrépide Estelle, saisissant
une pioche (19) et creusant la terre, s'efforce par son
exemple à ranimer leur courage. Tentative inutile! ces
hommes indolens et apathiques le regardent sans s'émou-
voir. Tout à coup les soldats sautent sur ces malheureux paysans, leur arrachent la pioche des mains, et,
bravant les horreurs de l'infection, parviennent à
faire rentrer la mort dans la vaste tombe d'où elle s'é-
chappait pour venir encore moissonner les vivans.

Durant ce temps-là, Audimart de son côté conti-
nuait dans le quartier Saint-Jean à déblayer les cadavres qui, aussi putréfiés que ceux de la Tourette,
étaient amoncelés dans la rue du Ferrat.

Tant d'actes multipliés de patriotisme et de dévouement eurent enfin leur récompense. Dès le 17 septembre, on commence à s'apercevoir de la disparition
du fléau; mais l'émigration a livré la ville au plus déplorable dénûment. Le commandeur de Langeron,
sous peine de mort, rappelle en ses murs, dans vingt-
quatre heures, les revendeurs, les marchands de co-

mestibles , les bouchers , les droguistes , les pharmaciens , les notaires, les sages-femmes , les médecins et
les chirurgiens ; il excite en outre les étrangers qui
exercent ces deux dernières professions à y venir exercer
leur art, moyennant une indemnité de trois mille
livres. Des arrangemens particuliers sont pris avec
les médecins Pons de Pezenas et Bouthilier de Montpellier. Les habiles praticiens de Paris, Marchès, Bon-
nière de Paradis et Labadie se rendent à Marseille par
ordre de la cour. Le même ordre y rappelle les médecins Chicoyneau, Verny et Deydier, qui, forcés de faire
une quarantaine à Aix, s'étaient arrêtés dans une maison
de campagne de la banlieue. Langeron, malgré l'aversion
que lui inspirent les médecins qui nient la contagion,
cédant aux désirs des gens de l'art, place Chicoyneau
à la tête des hospices ; et dès le 10 septembre tous les
médecins fugitifs sont de retour à Marseille. Non moins
sévère pour le clergé que Langeron se le montre pour
les séculiers, l'évêque voyant que, malgré ses injonc-
tions, les chanoines de l'église collégiale de Saint-
Martin différaient leur retour , s'autorise de l'arrêté
du 7 septembre ; et, déclarant leurs bénéfices vacans,

les fait remplacer par des nouveaux sujets plus capables,
dit-il, de les remplir (20). D'un autre côté, par de nombreuses ordinations de prêtres, il supplée à ceux dont
il regarde l'absence comme préjudiciable à l'adminis
tration des sacremens.

Dans ces entrefaites, l'époque des vendanges étant
arrivée, comme il est reconnu qu'elles atténuent la
propagation des maladies pestilentielles, il fut ordonné qu'on ne les suspendrait pas. Aussi, dès qu'elles
furent finies, s'aperçut-on d'une notable diminution
dans les ravages de l'épidémie.

Cependant un grand nombre de pestiférés restaient
encore couchés au milieu des rues et des places publiques. On les porta à l'Hôtel-Dieu, qui venait d'être
désinfecté, et dans les hôpitaux du Jeu de Mail et de
la Charité qui, dès le 4 octobre, avaient été mis en
état de service. Le commandeur de Langeron voulut aussi qu'on y transférât les malades restés dans
leurs domiciles. La mortalité décroissait de jour en
jour; et, quoique parfois elle frappât des coups violens
et inattendus, le plus grand nombre des malades n'é-
taient que faiblement atteints par le fléau. Les bubons,

les charbons n'apparaissaient que quelques momens, et
les guérisons étaient rapides. L'espérance renaissant,
l'ordre se rétablissait partout; les magasins se rou-
vraient, les denrées affluaient dans les marchés, et les
troupes rentraient dans la ville.

L'épidémie, il est vrai, se ralluma dans le quartier de
Saint-Féréol, habité par de riches propriétaires ; mais
de prompts secours, favorisés par des rues larges et des
maisons spacieuses, en domptèrent facilement la violence. Enfin, dès les mois d'octobre et de novembre,
le fléau pestilentiel décrut d'une manière si sensible,
qu'on commença à voir circuler dans les rues les peureux habitans qui se lassaient de la longue réclusion
à laquelle ils s'étaient volontairement condamnés. Te-
nant à la main le bâton de saint Roch, longue canne
de huit à dix pieds, ils s'en servaient pour écarter les
chiens ou les passans, dont ils redoutaient l'indiscret
abord. Rien n'était plus touchant que la rencontre de
deux amis qui se racontaient les événemens dont ils
avaient été témoins ; les malheurs publics ramenaient
la multitude aux sentimens religieux et les bruits po-
pulaires à la superstition. Une fille atteinte de la peste

rêva que le ciel lui avait promis la disparition de ce
fléau, lorsqu'on aurait promené dans tous les quartiers
de la ville les reliques de saint Victor. Un observantin, à
qui par la confession elle révéla ce songe à son lit de
mort, l'ébruita dans le public. Les échevins, qui avaient
toujours usé de beaucoup de ménagemens envers le
peuple, prévinrent ses désirs en priant eux-mêmes l'é-
vêque de consentir à cette procession solennelle. Le
prélat s'empressa d'acquiescer à leur demande : on dit
même que le commandeur de Langeron y donna son
consentement, toutefois sous la réserve de prendre les
mesures nécessaires pour que l'affluence du peuple ne
fût pas trop grande ; mais lorsqu'on proposa au grand-
prieur claustral de l'abbaye de Saint-Victor (21) de con-
courir à cet acte de dévotion, il s'y opposa avec tout
son chapitre, représentant le danger d'une semblable
procession, et disant qu'il n'appartenait qu'à la misé-
ricorde de Dieu de faire cesser le fléau. La procession
se fit donc dans le milieu d'octobre sans les reliques
de saint Victor; elle fut renouvelée avec plus de pompe
le 1er novembre. Ce jour-là l'évêque, accompagné des
nouveaux chanoines de l'église de Saint-Martin, de

ceux du cloître des Accoules et des prêtres de saint Fer-
réol , sortit de la cathédrale , précédé des religieux
de toutes les églises, hors celle de Saint-Victor ; et
s'offrant au ciel pour victime expiatoire, les pieds
nùs , la corde au cou , et portant dans ses bras
une lourde croix , on le vit s'avancer au milieu d'une
foule de peuple, jusqu'à l'extrémité du cours qui avoisine la porte d'Aix , et officier sur un autel qu'on y
avait dressé. C'est là qu'après un long sermon il voua
la ville au sacré-cœur.

Quelques jours après, se transportant avec son clergé
à l'église des Accoules, il monte sur cette haute esplanade d'où l'on découvre la cité entière et ses environs
(quelques auteurs disent que c'était un clocher); là
donnant la bénédiction au son de toutes les cloches de
la ville et au bruit du canon des galères , il fait des
exorcismes contre la peste. On trouvera peut-être, dans
ces anathèmes lancés contre un être métaphysique,
une cérémonie qui se rapproche plus des superstitions
païennes que de l'esprit du christianisme. Quoi qu'il
en soit, Belsunce saisit cette circonstance pour faire
distribuer au peuple les indulgences plénières que le

15

pape lui avait envoyées. Ces indulgences étaient accompagnées de deux brefs, qui renfermaient l'apologie de sa conduite, et d'un envoi de deux mille *roubies* de blé (environ trois cents charges) achetées dans la marche d'Ancône, et destinées au soulagement des indigens. Trois navires partis de Civita-Vecchia portaient ce don du pape ; l'un fit naufrage à l'île de Porcherolles, et à peine put-on sauver la dixième partie de sa cargaison. Les deux autres navires arrivèrent le 29 à Toulon ; et l'on prétend qu'ayant été pris par un corsaire, ce pirate, lorsqu'il en connut la destination, renonça généreusement à sa prise.

D'autres secours parvinrent aussi à cette malheureuse cité. Le régent, malgré les embarras de l'état, chargea la compagnie des Indes de lui remettre vingt-cinq mille piastres et mille neuf cents marcs d'argent, et Law lui fit passer cent mille francs. Plusieurs riches habitans de Marseille suivirent ces nobles exemples : MM. Constans et Rémusat fournirent vingt mille charges de blé à la ville ; MM. Martins, Grimaud et Beslan se chargèrent d'approvisionner ses boucheries ; et le premier président du parlement d'Aix lui procura une grande quantité de bois de chauffage, en faisant couper des forêts qui lui appartenaient ; M. Bernage, intendant du Languedoc, lui envoya des sommes considérables ; enfin les receveurs généraux lui prêtèrent trois millions sans intérêts et payables en dix mois.

La contagion s'étant ralentie considérablement, les temples se rouvrirent, et les prêtres ne cessaient de donner la bénédiction nuptiale. C'était vraiment une frénésie que cet empressement à contracter de nouveaux nœuds. On voyait des femmes épouser successivement jusqu'à six maris, et des pestiférés, couverts encore de plaies fumantes, se présenter au pied des autels. On chercha à prévenir de si pernicieux abus en assujettissant les prêtres à ne donner la bénédiction nuptiale qu'après que des certificats de santé leur auraient été présentés. Le changement de fortune provoqua d'autres mesures : je ne parle pas des bals, des jeux et des festins, qui insultaient à la douleur publique et à la tombe des morts ; mais des vols, des brisemens de portes et des assassinats qui se multipliaient de tous côtés, et de la lâcheté de ces impudiques héritiers qui, s'emparant à la hâte des objets pestiférés, semaient partout des germes d'infection. Ce n'est donc pas sans

quelque raison que le célèbre médecin sicilien Ingres-
cia disait qu'on ne peut combattre la peste qu'avec l'*or*,
le *feu*, et le *gibet*.

Dans ces temps de désolation, l'égoïsme, la lâcheté
et le crime contrastaient souvent avec les sublimes
efforts du courage, de la vertu et de l'humanité.

Il y a quelque chose de touchant dans la tendresse
conjugale de cette paysanne pestiférée qui, se refusant
aux soins de son époux, crainte de lui communiquer son
mal, s'attacha aux pieds une longue corde pour qu'il
la traînât sans danger dans la fosse, lorsqu'elle serait expirée.

Un autre paysan, se voyant, ainsi que sa femme,
atteint de l'épidémie, se hâte, avant que ses forces
soient épuisées, de creuser deux fosses à la porte de
sa chaumière; et à l'instant où il sent qu'il va mourir,
il se précipite dans celle qui lui est destinée, et se
charge ainsi lui-même de ses funérailles.

Un chanoine pestiféré ayant pénétré dans un clocher,
communique une telle frayeur à des personnes qui s'y
étaient réfugiées, qu'elles s'enfuient toutes avec précipitation et le laissent périr misérablement.

Un propriétaire qui, dit-on, appartenait à la famille

Portalis, s'étant caché dans sa maison avec un domes-
tique, au moment où les agens de l'autorité en mu-
raient les portes, passa le temps de sa longue détention
à s'enivrer avec son compagnon d'infortune ; et ils
furent bien surpris de voir disparaître les bubons dont
ils étaient couverts, et d'être entièrement délivrés de
la peste.

D'autres bourgeois de Marseille, ayant préféré chercher leur salut hors des murs de cette ville infortunée,
coururent dans les campagnes ; et s'étant rassemblés
dans une bastide (22) qui appartenait à l'abbé de Pé-
rade, se livrèrent, comme les réfugiés dont parle
Boccace, au doux commerce de l'amitié et des muses.
Continuant à cultiver les lettres et les arts, après
la disparition de l'épidémie, ils se rassemblaient
dans Marseille à des jours réglés. Le maréchal de
Villars protégea cette association, et en 1726 lui fit obtenir de la cour des lettres-patentes qui l'organisaient en
académie. Telle fut l'origine de celle de Marseille,
qui fit l'ouverture de ses séances publiques le 23
avril 1727.

La peste régnant ordinairement d'un solstice à l'au-

15*

tre chez les Orientaux, on s'attendait que celle-ci, qui avait commencé au solstice d'été, s'arrêterait au solstice d'hiver. Cette espérance ne se réalisa pas tout-à-fait ; il y eut même au 19 novembre une légère *recrudescence* ; et, les magistrats ayant craint que les églises qui étaient rouvertes ne contribuassent à la communication du fléau, l'évêque se vit de nouveau prié de les faire refermer. Ces alarmes furent heureusement trompées ; l'épidémie diminua tellement dans le mois de décembre, qu'on supprima les hôpitaux des Convalescens et de Rive-Neuve, ceux du Mail et de la Charité suffisant pour les malades. Dans le mois de décembre, les hôpitaux du Mail et de la Charité avaient reçu l'un cent trois et l'autre cent cinquante-trois malades, sur lesquels quatre-vingt-quinze et quatre-vingt-cinq succombèrent. Au mois de janvier ces hôpitaux renfermaient l'un deux cent six et l'autre cent treize malades, dont il périt seulement quatre-vingt-dix et cinquante-trois. Mais la terreur était encore si forte que les médecins étrangers ne trouvaient dans Marseille, ni auberges pour eux, ni écuries pour leurs chevaux ; ils étaient obligés de porter en croupe leurs provisions, et de descendre de cheval au milieu des champs pour prendre leurs repas. L'évêque seul était imperturbable; on le vit encore avec son clergé, au premier de l'an, promener une procession autour de la ville; mais les soldats empêchèrent le peuple de s'y joindre. Aux fêtes de Pâques, ce prélat agit du moins avec plus de prudence en officiant au milieu du cours, ce qui n'empêcha pas la multitude d'enfoncer les portes d'une église, demandant à grands cris qu'on y célébrât les offices. Dans le mois de mars on vit quelques rechutes; mais les maladies ordinaires reprirent leurs cours. En mai les symptômes de la peste étaient disparus; et l'on pria le commandeur de Langeron de rassurer le commerce, en s'occupant des moyens de désinfecter la ville, entreprise dans laquelle il avait échoué en janvier. Pour cet effet, des croix rouges, tracées sur les portes des maisons, indiquèrent toutes celles qui avaient renfermé des pestiférés : on jeta du haut des croisées les linges, les hardes et les meubles suspects, et y ayant réuni tous les objets pestiférés qu'on trouva cachés dans les caves et dans les magasins, on les brûla sur les places publiques (23). On fit

ensuite dans les appartemens trois fumigations, dans
lesquelles on employa des herbes aromatiques, de la
poudre à canon et de l'arsenic, enfin on appliqua des
couches de chaux sur les planchers et sur les murs.
On purifia de même les églises, et on scella les portes
des tombeaux; enfin, on invita tous les malades à se
faire connaître, afin que les gens du peuple fussent
traités gratuitement. Tout le monde se conforma à cet
ordre, et la contagion diminua encore plus. Cependant, sur la fin de juin, une vingtaine de personnes
étant tombées malades en quatre jours, les alarmes se
réveillèrent; et beaucoup de gens se disposaient à quitter la ville, quand les médecins calmèrent leur effroi,
en déclarant que la maladie qu'on redoutait n'était pas
contagieuse; enfin il n'y eut pas un seul malade au
mois d'août 1721. La peste, depuis le commencement
de juillet 1720 jusqu'à cette époque, c'est-à-dire dans
le cours de treize mois, enleva près de quarante mille
individus à Marseille (24), et de dix mille dans les cam-
gnes environnantes.

NOTES.

———

(1) Bertrand, dans sa relation historique, s'appuyant sur de valables autorités, évalue à 20 le nombre des pestes qui depuis Jules-César ravagèrent Marseille.

Il cite entre autres celle de 588 qui, au rapport de Grégoire de Tours, ne laissa pas un individu dans la première maison qu'elle attaqua, et qui fut si violente que les bras, manquant à la terre, les moissons se desséchèrent dans les champs. La peste de 1347, connue sous le nom de *mort noire*, enleva à Marseille les deux tiers de ses habitans. L'histoire de cette ville fait mention d'autres pestes encore bien effroyables : celle de 1484 força les échevins à quitter la ville ; il en fut de même de la peste de 1530, où, à l'exemple des magistrats, la population entière prit la fuite. La peste de 1580 accompagnée de la famine, enleva à Marseille 30 mille individus, et provoqua encore une désertion générale à laquelle plusieurs échevins prirent part ; elle cessa dans l'hiver ; mais, s'étant rallumée au mois de mars, elle réduisit la ville à 2 ou 3

mille habitans. Les pestes de 1586 et de 1587, quoique moins dés-
astreuses, déterminèrent aussi le peuple à déserter ses foyers.
Enfin le 17ᵉ. siècle vit éclore les pestes de 1630 et de 1649.

(2) Ce chirurgien paya cher sa sécurité, ou, si l'on veut, son
impéritie ; car il fut, avec toute sa famille, au nombre des pre-
mières victimes de la peste.

(3) Le marquis de Piles, en cette qualité, gouvernait la ville.

(4) MM. Moustier et Estelle, comme les plus anciens échevins,
avaient le pas sur leurs collègues Audimart et Dieudé.

(5) On a accusé les magistrats de n'avoir pas interrompu ces
cérémonies religieuses, sans songer que l'évêque seul avait droit de
les interdire.

(6) M. Dieudé assista deux fois à ces expéditions nocturnes.

(7) L'ordonnance des échevins, du 6 août, défendit sous peine
de mort le transport des meubles et des hardes, et fixa le prix des
denrées, qui avaient haussé considérablement.

(8) On avait choisi pour le premier de ces marchés le lieu même
de la conférence ; le second fut placé près de l'hôtel du Mouton, sur
le chemin d'Aubagne ; et on établit le troisième à l'anse de
l'Estaque. Ce dernier était destiné aux navires.

(9) Leurs collègues Audimart et Dieudé proposaient de les remplacer, mais leur offre ne fut pas acceptée.

(10) Ce fait sur lequel se taisent tous les historiens, et qui n'est rapporté que par un écrivain qui, résidant à 200 lieues de l'endroit où s'est passé l'événement, en parle après un siècle révolu, me paraît un peu suspect ; je me suis confirmé encore plus dans cette opinion, lorsqu'un académicien recommandable de Marseille, M. C de R., m'a assuré que ce trait était entièrement fabuleux.

(11) L'opinion de ces médecins est développée ainsi dans le discours que prononça le docteur Deydier, à l'ouverture de l'École de Médecine de Montpellier, le 22 octobre 1725 : « Je soutiens, dit-il,
» que cette vaste et soudaine propagation de la peste doit être attri-
» buée, non à sa contagion, mais à son épidémie ; non à l'atmo-
» sphère des atomes pestilentiels, mais aux causes générales, au fer-
» ment commun ; le corps se trouvant dans une telle disposition, que
» la mauvaise nourriture fait éclore pied à pied les semences natu-
» relles de cette maladie, à peu près comme la chaleur d'une poule
» fait éclore les œufs qu'elle couve, sans aucune influence d'un œuf
» à l'autre. »

Des historiens comprenant mal ces médecins, les ont taxés d'ignorance, et leur ont reproché de s'être trompés sur la nature du mal. Langeron, qui n'entendait pas mieux leur système, écrivait au duc de la Vrillère ainsi qu'à M. Dodart, « qu'il serait dangereux
» de croire ces gens qui, contre l'expérience de tous les siècles, di-

» sent que la peste ne se communique pas, quelque confiance qu'ils
» méritent sur toute autre chose. » Cet officier recommandable ne
se doutait pas que l'opinion qu'il condamnait , et qui était celle de
Procope , serait partagée de nos jours par un grand nombre de
médecins renommés.

(12) Papon (*Traité de la Peste*) fait ici un anachronisme en
supposant que l'affiche des magistrats provoqua la procession de
Saint-Roch ; le Mémorial de la Chambre du conseil dit positive-
ment que cette procession eut lieu le 16 ; et ce ne fut que le 17,
jour où les médecins de Montpellier firent leur rapport, que les
magistrats, voyant que beaucoup de personnes désertaient la ville,
cherchèrent à rassurer le peuple par cette affiche.

(13) Quoique Chirac nous soit représenté par les biographes
comme un homme singulier, et sujet à errer dans ses théories, le
conseil qu'il donne aux magistrats d'égayer le peuple par des tambours et des violons , pourrait bien être un fait qui n'aurait d'autres
fondement qu'un bruit populaire. Ce qu'il y a de certain c'est que
dans son mémoire intitulé : *précautions pour éviter les malheurs
que la déclaration de la peste produit dans une ville,* il ne pro-
pose rien de semblable parmi toutes les mesures sanitaires qu'il
recommande aux autorités locales ; mais il les invite particulièrement à occuper le peuple à des travaux publics, pour l'empêcher
dit-il , de tomber dans l'ennui et dans la tristesse, et « pour le dis-
» traire de la terreur et de la consternation où il tombe, par la

» déclaration de la peste.» Dans ce mémoire, écrit par ordre du régent, il souleva même des questions d'intérêt public qui parurent si importantes à ce prince, qu'il les fit examiner par un conseil dont Chirac faisait partie, et qui était composé de MM. Dodart, Boudin, Helvétius, Terray, Gelly, Hecquet, Geoffroy, Herment, Molin, Fermelhuis, Falconet, Silva, Sidobre, etc, etc, tous médecins de la cour, ou attachés à la faculté et aux hospices.

(14) L'abbaye de Saint-Victor et les couvents des religieuses de la Visitation, du Bon Pasteur, de Saint-Dominique, de Sainte-Marie et des dames Lyonnaises ne furent pas attaqués par la peste.

(15) On a vu, par la lettre du médecin Deydier (page 144), que dès le 12 de ce mois on s'en servait déjà.

(16) Ces couvens étaient ceux des Jacobins, des Observantins, des grands Carmes et de Lorette, tous situés dans la haute ville, où la contagion avait le plus de violence.

(17) Cette lettre était datée du 27 juin 1721.

(18) Depuis le 12 septembre jusqu'au 26 décembre, quatre cent quinze forçats furent employés à la désinfection de la ville. (Relation de Bertrand.)

(19) Ce fait est attribué par Lemontey à M. Moustier, et par Millevoye à M. Rose ; mais le Mémorial de la Chambre du conseil de l'Hôtel-de-Ville ne nomme que M. Estelle.

16

(20) Cette destitution des chanoines de Saint-Martin occasiona par la suite un très-long procès.

(21) Deydier, dans son discours prononcé à l'ouverture de l'école de médecine de Montpellier le 22 octobre 1725, parle en ces termes de cette abbaye. « Je ne vous rapporterai ici, Messieurs,
» que des faits dont j'ai moi-même été témoin oculaire dans l'ab-
» baye de St.-Victor de Marseille, où le pieux abbé (M. de Matignon),
» par un effet de sa charité ardente, recevait dans son vaste enclos un
» grand nombre de personnes de tout âge et de tout état, qu
» de tous les quartiers venaient y chercher un asile. Il y eut bien-
» tôt autour de cette abbaye un si grand nombre de morts et de mou-
» rans, que, selon le système du Dissertateur, l'air eût dû y être
» horriblement infecté : cependant parce qu'on s'y nourrissait de
» bons alimens, et que par là on fermait la porte à l'épidémie, pas
» un ne fut atteint de peste, quoique plusieurs y fussent éprouvés
» par diverses autres maladies. Plusieurs monastères de filles
» eurent le même sort, dans la même situation et au milieu
» des mêmes périls. »

(22) On appelle ainsi les maisons de campagne de la banlieue de Marseille.

(23) Il a été reconnu dans tous les temps que la peste se communi-quait par les vêtemens ; c'est ainsi que celle de Marseille s'introduisit dans le Gévaudan en 1721, comme l'atteste le passage suivant d'une

lettre des régens de la faculté de médecine, Lemoine et Bailly, qui avaient été envoyés dans cette province par le duc de Roquelaure, sur la réquisition du marquis de Rothe qui en était le commandant : « Un forçat de Marseille, tiré des galères pour servir de » corbeau dans cette ville infortunée, jugea à propos, pour mettre » à couvert les effets qu'il s'était appropriés, dans l'appréhension » qu'on ne les lui revendiquât à la fin de ses travaux mercenaires, de se » dérober par la fuite aux justes recherches qu'on en aurait pu faire; » il se trouva, le 23e. jour de 9bre 1720, à la foire de St.-Clément, » dans le village de St.-Laurent de Rivedols, distant de celui de » Correjac d'une lieue ; un paysan de ce dernier endroit. se trouva » être un de ses parens ; ils se reconnurent, et le forçat fit présent » d'une veste et d'une paire de bas à son cousin, qui retourna dans » son village, où il mourut quelques jours après. Trois de ses » enfans gagnèrent la maladie, et eurent le même sort en très-peu » de temps. La mère les suivit de près ; et un autre fils ayant appris » que personne ne voulait l'enterrer, partit de la Canourgue, où il » demeurait, pour lui rendre ce dernier devoir. Il emprunta de » son beau-frère, aussi de la Canourgue, un manteau qu'il lui ren- » dit à son retour ; il s'en couvrit la nuit ; et un petit enfant qui » était couché dans son lit, mourut le même jour, et sa femme » deux jours après, à laquelle il ne survécut que de huit. Les pa- » rens de cette famille désolée, attirés par l'appât de la succession, » emportèrent les meubles, et furent les tristes victimes d'une » maladie qui ne se communique que trop aisément par le poison » mortel de la contagion, dont ces meubles étaient empreints. »

(24) Suivant un état dressé dans la Provence, à la suite de l'invasion de la peste en 1720 ,

Marseille , depuis le 10 juillet 1720 jusqu'au 28 mai 1721 ,

Sur 90000 habitans , perdit 39134 personnes de la peste ;

Aix, depuis le 9 août 1720, jusqu'au 1er septembre 1721 ,

Sur 24000 habitans , en perdit 7534 ;

Toulon, depuis le 17 octobre 1720 , jusqu'au 10 juillet 1721 ,

Sur 22000 habitans , en perdit 13160 ;

Et la Provence entière. . . . .

Depuis le 10 juillet 1720 , jusqu'à la fin de 1721 ,

Perdit en totalité 87666 individus.

La ville d'Arles fut encore plus maltraitée par la peste que Marseille, Aix et Toulon ; car, dans le court intervalle de quatre mois et demi, elle perdit à peu près le tiers de ses habitans, dont le nombre se trouva réduit de douze mille individus à moins de quatre mille ; et ce n'est pas le lieu de la Provence où, eu égard à la population, le fléau fit le plus de victimes.

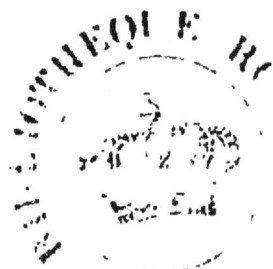

FIN.

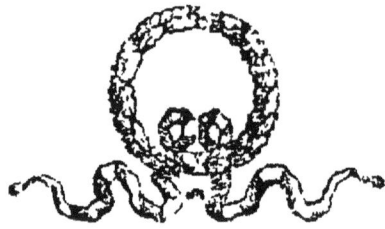

IMPRIMERIE DE PAIN